职业与环境健康风险评估

案例教程

主　编　王爱红　张丹丹

副主编　陆蓓蓓　谷少华　冷朋波

编　委（按姓氏笔画排序）

王　立　王爱红　毛国传　史碧君　李晓海

谷少华　冷朋波　张丹丹　陆蓓蓓　陈小英

陈洁平　段东辉　曾凡夫

人民卫生出版社

·北京·

图书在版编目（CIP）数据

职业与环境健康风险评估案例教程 / 王爱红，张丹
丹主编. — 北京：人民卫生出版社，2022.11
ISBN 978-7-117-33903-2

Ⅰ.①职… Ⅱ.①王… ②张… Ⅲ.①职业–关系–
健康–案例–高等学校–教材 Ⅳ.①R13

中国版本图书馆 CIP 数据核字（2022）第 204227 号

人卫智网	www.ipmph.com	医学教育、学术、考试、健康， 购书智慧智能综合服务平台
人卫官网	www.pmph.com	人卫官方资讯发布平台

职业与环境健康风险评估案例教程
Zhiye yu Huanjing Jiankang Fengxian Pinggu Anli Jiaocheng

主　　编：王爱红　张丹丹
出版发行：人民卫生出版社（中继线 010-59780011）
地　　址：北京市朝阳区潘家园南里 19 号
邮　　编：100021
E - mail：pmph @ pmph.com
购书热线：010-59787592　010-59787584　010-65264830
印　　刷：三河市君旺印务有限公司
经　　销：新华书店
开　　本：787 × 1092　1/16　印张：6
字　　数：135 千字
版　　次：2022 年 11 月第 1 版
印　　次：2022 年 12 月第 1 次印刷
标准书号：ISBN 978-7-117-33903-2
定　　价：35.00 元

打击盗版举报电话：010-59787491　E-mail：WQ @ pmph.com
质量问题联系电话：010-59787234　E-mail：zhiliang @ pmph.com
数字融合服务电话：4001118166　E-mail：zengzhi @ pmph.com

前言

案例教学法是一种以案例为基础的教学方法，通常以再现或模拟实际场景的方式，在引导学习者一步步回答相关问题的过程中，学习和强化解决问题所需的知识、技能，强调理论与实践相结合。

健康风险评估是用于描述和评估某个个体发生某种特定健康结局可能性的方法或工具。1983 年，美国国家科学院发布了题为《联邦政府的风险评估管理》的报告，提出人群健康风险评估的经典"四步法"模型，即危害识别、剂量 - 反应评估、暴露评价和风险特征。此后，该模型被全世界广泛接受并应用于不同领域。职业健康风险评估是通过识别和分析工作场所风险因素和防护措施，量化测评职业健康风险水平，从而采取相应控制措施的过程。环境健康风险评估是健康风险评估方法在环境领域的应用拓展，可以为处理各类环境污染健康危害事件、制定环境保护相关政策与标准、筛选并采取可行的健康干预措施、与媒体及公众进行风险状况交流提供必要的基础支撑。我国学者在借鉴国际常用模型探索建立我国职业、环境健康风险评估方法方面做了大量努力，先后发布了《工作场所化学有害因素职业健康风险评估技术导则》（GBZ/T 298—2017）和《化学物质环境健康风险评估技术指南》（WS 777—2021）。

识别、分析并评价健康危害因素，从而提出相应的控制措施，是职业卫生和环境卫生领域重要的工作内容。如今，人们越来越关注工作和生活环境中各种有毒有害因素对健康的影响，进而对职业、环境健康风险评估工作提出了更高要求。因此，基层公共卫生人员掌握相应的健康风险评估技术就显得尤为重要。本书分两部分：第一部分（职业健康风险评估）以黑色金属铸造企业、土砂石开采企业和电镀企业的主要职业健康危害风险评估为例，详细介绍了基于《工作场所化学有害因素职业健康风险评估技术导则》（GBZ/T 298—2017）的定性、半定量和定量风险评估方法；第二部分（环境健康风险评估）基于《化学物质环境健康风险评估技术指南》（WS 777—2021），系统介绍了关于大气 $PM_{2.5}$、室内甲醛、饮水砷和土壤镉的健康风险评估，以及吸入、摄入和经皮肤吸收暴露参数的应用场景。

本书再现了部分职业和环境健康领域的真实场景，详细介绍了风险评估的全过程，注重对评估结果的解释和不确定度的评定，希望能够帮助广大读者提升解决实际问题的能力。

限于编者知识水平和能力，书中不妥之处恳请广大读者提出宝贵意见。

编者

2022 年 10 月

目录

第一部分

职业健康风险评估

第一章
基于定性评估模型的职业人群健康风险评估

1. 掌握硅尘的主要职业病危害。
2. 掌握定性风险评估模型构成原理。
3. 掌握定性评估现场调查识别的关键信息。
4. 掌握不同情况下定性评估中危害水平和接触水平的确定方法。
5. 掌握定性风险评估的实施步骤。
6. 了解定性风险评估结果的不确定性。

一、案例背景

A 市统计发现，2016—2020 年共报告新发硅沉着病（简称硅肺，曾称矽肺）177 例，主要集中在黑色金属铸造业（122 例，占 68.9%）。

硅肺是由于在生产活动中长期吸入游离二氧化硅粉尘而引起的以肺部弥漫性纤维化为主的全身性疾病。它是职业性尘肺中危害最严重的一种。

铸造业对我国机械制造和经济发展起到至关重要的作用。汽车发动机零部件、机床零部件等常见机械零部件多采用黑色金属铸造工艺生产而成。黑色金属铸造工艺应用最广泛、最常见的工艺是砂型铸造工艺和熔模铸造工艺。这两种工艺在应用过程中均会使用莫来砂、石英砂等铸造用砂。铸造用砂是以石英（SiO_2）为主要成分，粒径在 0.020 ~ 3.350mm 的耐火颗粒物，具有粒径小、SiO_2 含量高的特点（游离 SiO_2 含量通常高于 10%，最高可达 98%），使用过程中极易产生硅尘危害。游离 SiO_2 含量超过 10% 的粉尘叫作硅尘，是导致尘肺的主要危害因素。

A 市作为我国主要的铸造生产基地之一，铸造行业发展较为成熟，铸造业协会登记的黑色金属铸造企业有 240 余家，2 万余名从业人员。随着全国铸件总需求量震荡上行的趋势，黑色金属铸造企业数量或产能势必提高，从业人数也将进一步增加，但 A 市铸造企业多为小微型企业，经济实力不强，管理水平有限，生产工艺自动化程度低，防护设施设置率低或效果有限，生产作业环境中生产性粉尘不能被有效遏制，作业岗位硅尘浓度超标现象较为普遍，危害较为严重。

为有效遏制黑色金属铸造业硅肺高发的趋势，A市对典型黑色金属铸造企业劳动者硅尘暴露的职业健康风险进行评估，并根据风险水平提出合理的干预措施。

二、评估模型介绍

目前，国际上成熟的职业健康风险评估方法较多，如美国环境保护署（United States Environmental Protection Agency，US EPA）的吸入风险评估模型、国际采矿与金属委员会（International Council on Mining and Metals，ICMM）的职业健康风险评估指南、新加坡的化学物质职业暴露半定量风险评估模型等。我国基于US EPA的吸入风险评估模型、新加坡的化学物质职业暴露半定量风险评估模型和英国的《化学品危害控制策略》（Control of Substances Hazardous to Health Regulations，COSHH），于2017年制定并颁布了《工作场所化学有害因素职业健康风险评估技术导则》（GBZ/T 298—2017），给出了工作场所化学有害因素定性、半定量和定量风险评估模型。下面重点介绍定性风险评估模型。

该定性风险评估模型基于英国的化学危害物质控制策略研究开发而来，根据化学品本身的危害特征水平和接触水平来确定职业健康风险水平。该模型利用化学有害因素的危害特征水平和接触水平构成液态化学品定性评估矩阵和固态化学品（含粉尘）定性评估矩阵，将职业健康风险水平由低到高分为4个等级，即1～4级。固态和液态化学品风险评估矩阵分别见表1-1和表1-2。

表1-1　固态化学品风险评估矩阵

健康危害等级	接触水平			
	4级	3级	2级	1级
A	2	1	1	1
B	3	2	1	1
C	4	3	2	1
D	4	4	3	2
E	4	4	4	4

表1-2　液态化学品风险评估矩阵

健康危害等级	接触水平			
	4级	3级	2级	1级
A	2	1	1	1
B	2	2	1	1
C	3	3	2	1

续表

健康危害等级	接触水平			
	4级	3级	2级	1级
D	4	4	3	2
E	4	4	4	4

（一）危害识别

危害识别是定性风险评估的首要工作，是发现、确认、描述工作场所化学有害因素职业危害的过程，其任务是识别工作场所存在的化学有害因素，及其是否对接触职业人群引起职业性损伤等。

危害识别主要工作包括两方面：一方面是通过调查、采样检测和职业健康检查等，识别出生产工艺过程中产生、工作环境和生产组织中存在的职业病危害因素的种类、接触方式及其可能会产生的健康效应；另一方面是确定危害因素是否存在健康危害效应，具体有何健康危害。另外，具体要评估的职业病危害因素种类也通常在危害识别过程中给予确定。

（二）危害特征评估

危害特征评估是通过分析化学有害因素的流行病学、自身特性、毒理学（包括体外实验和动物实验）等资料，掌握化学有害因素接触剂量与劳动者健康效应之间的关系，确定危害等级的过程。

在定性评估模型中，危害特征评估有两种方法：一是根据化学有害因素职业接触限值浓度所处范围来确定；二是根据该化学有害因素的危险度术语（或称风险术语；R-phrases）来确定，即根据欧盟危害分类系统、国际统一化学品信息数据库（International Uniform Chemical Information Database，IUCLID）等对化学品的危险度分类描述进行分级。化学有害因素危害等级由小到大分为5级，即A、B、C、D、E级；另有S级体现皮肤和眼部危害（表1-3）。

表1-3　化学有害因素危害特征评估分级

健康危害分级	职业接触限值范围	危险度术语
A	粉尘:1 ~ 10mg/m^3 蒸汽:50 ~ 500ppm	R36,R38,所有粉尘和蒸汽未分入另一级
B	粉尘:0.1 ~ 1mg/m^3 蒸汽:5 ~ 50ppm	R20/21/22,R40/20/21/22
C	粉尘:0.01 ~ 0.1mg/m^3 蒸汽:0.5 ~ 5ppm	R48/20/21/22,R23/24/25,R34,R35,R37,R41,R43, R39/23/24/25
D	粉尘:< 0.01mg/m^3 蒸汽:< 0.5ppm	R48/23/24/25,R26/27/28,39/26/27/28,R40 Carc. Cat.3,R60,R61,R62,R63
E	寻求专家建议	R40 Muta.Cat.3,R42,R45,R46,R49

健康危害分级	职业接触限值范围	危险度术语
S（皮肤和眼部接触）	避免或减少皮肤/眼部接触	R34,R35,R36,R38,R41,R43

Carc.Cat.3：原分类列入第三类的致癌物，即人类致癌作用有限的物质，现为2B组物质，即可疑人类致癌物；Muta. Cat.3：列入第三类的生殖细胞致突变物质，即生殖细胞致突变作用证据有限的物质，可疑人类生殖细胞致突变物质。

（三）接触评估

接触评估是确定劳动者接触化学有害因素剂量及接触情况的过程。为准确评估每位劳动者的接触水平，可根据工作任务、工艺流程、工作岗位等建立相似接触组，选取各组有代表性的劳动者进行接触评估。

《工作场所化学有害因素职业健康风险评估技术导则》（GBZ/T 298—2017）定性评估模型综合考虑化学有害因素的物理特性和使用量，分别对固态化学品和液态化学品进行接触分级（由低到高均分为4级，即1~4级）。

1. 固态化学品接触分级（exposure predictor band solid，EPS）　根据固态化学品的扬尘性和使用量，固态化学品接触分级将接触水平由低到高分为4级（表1-4）。

表1-4　固态化学品接触分级

接触等级	使用量	扬尘性
1	少量	中/低
2	少量	高
	适量/大量	低
3	适量	中/高
4	大量	中/高

其中，固态化学品的扬尘性根据其形态及粒径大小分为低、中、高3个等级。低：不会破碎的固态小球，使用时几乎不产生粉尘，如聚氯乙烯（polyvinyl chloride，PVC）颗粒、蜡片；中：晶体、粒状固体，使用时能见到粉尘但很快落下，使用后粉尘留在表面，如肥皂粉；高：细微而轻的粉末，使用时可见尘雾形成，并在空气中停留数分钟，如水泥、炭黑、粉煤灰。

固态化学品的使用量是指处理一批（或在一个工作班内连续操作）固态化学品的量，根据固态化学品的重量和包装类型来确定使用量的分类，以少量、适量或大量表示（表1-5）。

表 1-5　固态化学品的使用量分类

使用量分类	使用量重量单位	供应商包装
少量	g	袋或瓶
适量	kg	桶
大量	t	散装

2. 液态化学品接触分级（exposure predictor band liquid，EPL）　根据液态化学品的挥发性和使用量，液态化学品接触分级将接触水平由低到高分为 4 级（表 1-6）。

表 1-6　液态化学品接触分级

接触等级	使用量	挥发性
1	少量	低
2	少量	中
	适量 / 大量	低
3	适量	中 / 高
	大量	中
4	大量	高

其中，液态化学品挥发性根据其沸点和操作温度判断。图 1-1 挥发性判断坐标系中，纵坐标为液态化学品沸点，横坐标为操作时的温度，横纵坐标在图上的交汇点即为该化学品操作时的挥发性。如果两者交汇点落在高挥发性区与中挥发性区的分界线或中挥发性区与低挥发性区的分界线上，则选择较高的挥发性。

液态化学品的使用量是指处理一批（或在一个工作班内连续操作）液态化学品的量，根据液态化学品的体积和包装类型来确定使用量的分类，以少量、适量或大量表示（表 1-7）。

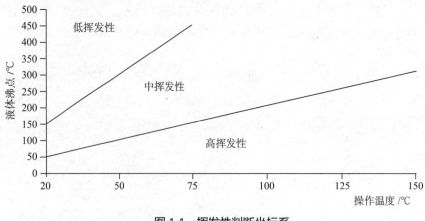

图 1-1　挥发性判断坐标系

表 1-7　液态化学品使用量分类

使用量分类	使用量体积单位	供应商包装
少量	mL	瓶
适量	L	桶
大量	m^3	散装

（四）风险特征描述

风险特征描述就是通过对职业病危害因素的危害特征评估和接触评估的结果分析，确定风险等级的过程，以便于采取相应的风险控制措施。在定性评估模型应用中，风险特征描述是根据化学有害因素的危害特征水平和接触水平的分级结果，对应风险评估矩阵（见表 1-1 和表 1-2），判定风险水平。

三、风险评估

下面介绍定性风险评估模型在黑色金属铸造企业劳动者接触粉尘（硅尘）的职业健康风险评估中的应用。

（一）危害识别

风险评估小组根据定性风险评估涉及的关键要素制订调查表，对某黑色金属铸造企业的生产工艺过程、生产环境中存在的粉尘进行调查识别，并利用资料分析法对职业健康检查和诊断资料进行分析，确定危害因素的健康危害效应。

该黑色金属铸造企业为私营有限公司，企业规模为小型，年产 1 500t 金属铸件。经现场调查获知，企业共有员工 35 人，其中一线生产工人 24 名，每日工作 4 ~ 8h，每周工作 6d。生产采用熔模铸造工艺（工艺流程见图 1-2），主要原料为莫来砂、石蜡、氯化镁、盐酸，产品为挖掘机斗齿。岗位设置及硅尘暴露等信息见表 1-8。

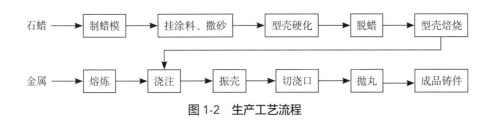

图 1-2　生产工艺流程

表 1-8　某黑色金属铸造企业硅尘暴露信息

工种	岗位	人员数量	使用的化学品	物理状态	形态及扬尘性	包装方式	每班使用量	危害因素种类	游离SiO₂含量/%	暴露方式	暴露时间	暴露浓度（呼吸性吸性粉尘）/(mg·m⁻³)
铸造造型（芯）工	撒砂搪壳	4	莫来砂	固态	80～120目，颗粒晶体，使用时能见到粉尘但很快落下，使用后粉尘留在表面	散装（使用时将敞开砂槽内莫来砂撒向蜡模，相当于散装）	1.2t	硅尘	58.95	吸入	8h/d，6d/w	1.12
熔炼浇注工	浇注	2	莫来砂	固态	块状，但浇注过程中受气流冲击产生粉尘，并在空气中停留数分钟	散装（浇注时没有任何包装或密闭措施，钢水直接浇注到敞开状态下的莫来砂型壳中）	1.2t	硅尘	13.10	吸入	6h/d，6d/w	0.81
铸件清理工	振壳	4	莫来砂	固态	莫来砂制成的型壳呈块状，但在振壳过程中受振壳机冲击而破碎，可见尘雾形成，并在空气中停留数分钟	散装（敞开式振壳机振壳，振壳过程中产生的粉尘无任何封闭措施，相当于散装）	1.2t	硅尘	45.56	吸入	8h/d，6d/w	1.35
铸件清理工	抛丸	1	莫来砂	固态	呈片块状粘附于铸件，但在抛丸过程中受钢丸冲击破碎成细粉，可见尘雾形成，并在空气中停留数分钟	桶装（抛丸过程在封闭式抛丸机内完成，相当于桶装）	无法获知具体用量，但足以用干克衡量(kg)衡量	硅尘	39.67	吸入	6h/d，6d/w	0.73

根据该企业职业健康检查、职业病诊断资料分析获知，近年来每年均有在岗职工检出粉尘职业禁忌证，2019 年诊断职业性硅肺一期 1 例。且据权威学术期刊报道，黑色金属铸造业用人单位职业性硅肺频发。该企业相关岗位粉尘浓度超标，且粉尘中游离 SiO_2 含量在 13.10% ~ 58.95%，均为硅尘，硅尘导致硅肺明确。综上，可认为该企业硅尘危害严重，应利用定性风险评估模型对接触硅尘工人的职业健康风险进行评估。

（二）危害评估

硅尘中游离 SiO_2 含量超过 10%，人接触后可引起眼、呼吸道、皮肤刺激症状，长期吸入有严重健康危害，被国际癌症研究机构（International Agency for Research on Cancer，IARC）定为"确定人类致癌物"。IUCLID 对 SiO_2 的危险度有具体术语描述；《工作场所有害因素职业接触限值第 1 部分：化学有害因素》（GBZ2.1—2019）中规定了吸入硅尘的职业接触限值（occupational exposure limits，OEL）。具体见表 1-9。

表 1-9　硅尘（呼吸性粉尘）职业接触限值及危险度术语

职业接触限值					危险度术语[2]
游离 SiO_2 含量	接触时间 / $(h \cdot d^{-1});(d \cdot w^{-1})$	PC-TWA/ $(mg \cdot m^{-3})$	接触时间 / $(h \cdot d^{-1});(d \cdot w^{-1})$	限值[1]/ $(mg \cdot m^{-3})$	
10% ≤ SiO_2 ≤ 50%	8；5	0.7	6；6	0.7	R36/37/38（对眼、呼吸道、皮肤有刺激）；R48/20（长期吸入有严重健康危害）；R49（吸入可致癌）
			8；6	0.55	
50% < SiO_2 ≤ 80%	8；5	0.3	8；6	0.23	

PC-TWA：时间加权平均容许浓度（permissible concentration-time weighted average）。
[1]：此处指按接触时间折算后的接触限值；[2]：该危险度术语来源于国际统一化学品信息数据库（IUCLID）。

定性风险评估模型中给出了 2 种化学有害物质危害的评估方法。本案例采用硅尘职业接触限值所处范围确定其危害等级（表 1-10）。

表 1-10　不同岗位硅尘（呼吸性粉尘）危害特征评估

工种	岗位	职业接触限值			危害等级
		游离 SiO_2 含量	接触时间 / $(h \cdot d^{-1});(d \cdot w^{-1})$	限值 /$(mg \cdot m^{-3})$	
铸造造型（芯）工	撒砂搪壳	50% < SiO_2 ≤ 80%	8；6	0.23	B
熔炼浇注工	浇注	10% ≤ SiO_2 ≤ 50%	6；6	0.7	B
铸件清理工	振壳		8；6	0.55	B
铸件清理工	抛丸		6；6	0.7	B

（三）接触评估

在利用定性评估模型评估固态化学品职业健康风险时，接触等级取决于固态化学品的扬尘性和使用量。故需要先评估相关岗位使用化学品的扬尘性和使用量等级，之后再确定接触等级。

本案例中，硅尘暴露岗位包括撒砂搪壳、浇注、振壳、抛丸，硅尘来源于直接操作的莫来砂或铸件清除黏附的莫来砂，故化学品扬尘性和使用量的评估对象应为各硅尘作业岗位直接使用或间接操作涉及的莫来砂；通过以上岗位劳动者直接使用或间接操作所涉及莫来砂的物理形态及产生粉尘情况确定扬尘性，通过其使用量恰当的计量单位、包装情况确定使用量等级，之后评估接触等级。具体见表 1-11 至表 1-13。

表 1-11 硅尘暴露岗位莫来砂扬尘性评估

岗位	物理形态及产生粉尘情况	扬尘性
撒砂搪壳	晶体,粒状固态,使用时能见到粉尘但很快落下,使用后粉尘留在表面	中
浇注	虽然是块状,但在浇注过程中受气流冲击产生粉尘,并在空气中停留数分钟	高
振壳	莫来砂制成的型壳呈块状,但在振壳过程中受振壳机冲击破碎,可见尘雾形成,并在空气中停留数分钟	高
抛丸	虽然呈片块状黏附于铸件,但在抛丸过程中受钢丸冲击破碎成细粉,可见尘雾形成,并在空气中停留数分钟	高

表 1-12 硅尘暴露岗位莫来砂使用量评估

岗位	包装方式	使用量单位	使用量
撒砂搪壳	散装(使用时将砂槽内砂撒到模型上,相当于散装)	t	大量
浇注	散装(浇筑时没有任何包装或密闭措施,钢水直接浇注到敞开状态下的莫来砂型壳中)	t	大量
振壳	散装(敞开式振壳机振壳,振壳过程产生的粉尘无任何封闭措施,相当于散装)	t	大量
抛丸	桶装(抛丸过程在封闭式抛丸机内完成,相当于桶装)	kg	适量

表 1-13 硅尘暴露岗位莫来砂接触等级评估

岗位	扬尘性	使用量	接触等级
撒砂搪壳	中	大量	4
浇注	高	大量	4
振壳	高	大量	4
抛丸	高	适量	3

（四）风险特征描述

根据硅尘的危害评估等级（B级）和相关岗位接触等级，对应固态化学品风险评估矩阵（见表1-1），获得相应风险等级。结果发现，从事撒砂搪壳作业的铸造造型（芯）工、从事熔炼浇注的熔炼浇注工、从事振壳作业的铸件清理工接触硅尘的职业健康风险等级为3级，而从事抛丸作业的铸件清理工的职业健康风险等级为2级（表1-14）。

表 1-14　各种岗位接触硅尘风险结果

工种	岗位	危害等级	接触等级	风险等级
铸造造型(芯)工	撒砂搪壳	B	4	3
熔炼浇注工	浇注	B	4	3
铸件清理工	振壳	B	4	3
铸件清理工	抛丸	B	3	2

（五）不确定性分析

从定性风险评估模型构成及应用过程来看，评估过程中可能存在的不确定性主要包括以下方面：

1. 模型适用性导致的不确定性　在粉尘的接触水平评估中，根据模型本意需要确定操作时产生粉尘的固态物料的包装方式和使用量，然而在很多情况下，该物料的量很难确定。例如本案例，在抛丸过程中，产生粉尘的物料为黏附于铸件表面的少量莫来砂，其量无法确定或只能进行估计，影响评估结果准确性。

2. 模型参数不确定性导致评估结果的不确定性　衡量使用量的计量单位对评估结果影响巨大，同一重量化学品使用的计量单位可以不同，如撒砂制壳岗位莫来砂使用量为1.2t，计量单位为"t"，也可以描述为1 200kg，计量单位为"kg"。模型并没有界定化学品使用量恰当的计量单位，给评估结果造成较大不确定性。

3. 评估模型构成及方法造成的不确定性　利用危险度术语评估硅尘危害等级时，根据模型中"粉尘和蒸汽未分入另一级"的危害等级分类，确定硅尘为A级危害水平，这与"R49吸入致癌""R36/37/38对眼、呼吸道、皮肤有刺激""R48/20长期吸入有严重健康危害"等描述硅尘实际危害的危险度术语所对应最高等级为E级的危害水平不一致。而利用接触限值所处的浓度范围评估硅尘危害时，确定硅尘的危害水平为B级。两种评估方法确定的危害水平也不一致。

化学品包装方式影响接触等级判定。模型将其界定为供应商提供该化学品时的包装方式，但实际反映暴露的是操作时的包装方式。操作时供应商提供的包装方式可能被改变，实际暴露时的"包装"方式与供应商提供该化学品时的包装并不完全一致，导致评估结果存在不确定性。本案例是根据操作时包装方式进行评估的。

定性风险评估模型虽考虑了暴露时间、使用量及一定的防护（仅包装方式）等因素，但防护因素考虑过于单一，并未考虑使用时的通风、湿式作业等防护因素；另外，模型中化学品使用量并不等于暴露量，使用量仅可能间接反映暴露量。因此，模型设计缺陷也导致评估结果与实际存在差异。

4. 危险度术语转换对接存在不确定性　该定性评估模型来源于英国《化学品危害控制策略》（COSHH）和国际劳工组织（International Labor Organization，ILO）提出的国际化学品危害控制工具箱（international chemical control toolkit，ICCT），其中的危险度术语来源于欧洲化学品管理局（European Chemicals Agency，ECHA）发布的《欧盟物质和混合物分类、标签和包装法规》（Classification，Labeling and Packaging Regulation，CLP法规）。CLP法规已经于2008年更新至1272/2008/EC版本，其中的化学品危害分类及描述要求较之前有较大变化，而定性风险评估模型中的危险度术语分类及描述未能与之有效衔接，导致化学品危害特征评估结果不确定。例如，甲醇的危险度在新CLP法规中描述为"H331吸入有毒；H301吞咽有毒；H311皮肤接触会中毒；H370对器官造成损害"，与原描述"R23/24/25吞食、与皮肤接触以及吸入有毒；R39/23/24/25若吸入、接触皮肤和吞食，会产生严重的不可逆的危险"有所不同，在应用转换过程中存在不确定性。

5. 化学品数据库提供信息准确性导致不确定性　目前，虽有较多化学品数据库提供危险度术语，但多为社会第三方开发收集，提供的危险度术语并不一致，其准确性无法保证，影响评估结果的准确性。例如，关于SiO_2的危险度术语，"化学驿站"中为"H225高度易燃液体和蒸汽""H336可引起昏睡或眩晕"等，"国际化学品安全卡"（international chemical safety card，ICSC）中为"吸入可能致癌；长期或反复吸入对肺造成损害"，两者并不一致，甚至存在明显错误。

四、结果解读与建议

（一）评估结果解读

本案例采用《工作场所化学有害因素职业健康风险评估技术导则》（GBZ/T 298—2017）中的定性风险评估模型对某黑色金属铸造企业的4个典型作业岗位接触硅尘的职业健康风险进行了评估，结果显示，从事撒砂搪壳作业的铸造造型（芯）工、从事熔炼浇注的熔炼浇注工、从事振壳作业的铸件清理工接触硅尘的职业健康风险等级为3级，而从事抛丸作业的铸件清理工的职业健康风险等级为2级。定性风险评估模型将风险等级由低到高分为1~4级，可见职业健康风险为3级的从事熔炼浇注的熔炼浇注工、从事振壳作业的铸件清理工的职业健康风险等级较高，而从事抛丸作业的铸件清理工的职业健康风险等级虽低于以上3个岗位，但也有风险。

（二）建议

根据风险处理的一般原则，对评估岗位风险进行排序，并提出和采取相应的控制措施降低或消除风险。

1. 确定风险处理顺序 对评估岗位按照风险等级由高到低进行排序，确定优先处理顺序（表 1-15）。

表 1-15 评估岗位暴露硅尘风险高低顺序

岗位	风险等级	风险处理顺序
撒砂搪壳、浇注、振壳	3	1
抛丸	2	2

2. 建议的处理措施 从模型构成原理分析，可以通过降低化学品危害等级和接触等级两个方面采取措施降低风险等级。撒砂搪壳、浇注、振壳和抛丸 4 个硅尘作业岗位的莫来砂危害水平为 B 级，接触等级为 3 级或 4 级，可以通过采用无砂铸造工艺或改变铸造用砂种类来避免或降低物料危害或危害水平，减少每日或每批次铸造用砂的使用量和 / 或减少铸造用砂扬尘性以降低接触量等措施，降低接触等级，达到风险控制的目的。

（1）避免或降低物料危害：改变铸造工艺，可采取金属型铸造工艺，从根本上消除铸造用砂的危害。在满足要求的情况下，还可以采取低 SiO_2 含量的刚玉砂、铬铁矿砂、锆砂、耐火熟料等非石英质砂替代高 SiO_2 含量的石英质砂，降低铸造用砂的健康危害。

（2）降低铸造用砂使用量：在满足工艺操作的基础上，对撒砂搪壳、熔炼浇注、振壳进行密闭措施，使以上操作时产生粉尘的铸造用砂的"包装状态"呈"桶装"；进一步提高抛丸设备的密闭性，从而降低铸造用砂使用量等级。此外，还可在企业接受范围内，采取适当降低日产量，从而减少每日操作使用铸造用砂的使用量等级。

（3）减少铸造用砂扬尘性：严格控制铸造用砂粒径范围，提高铸造用砂的品质，减少铸造用砂中细粉即"泥分"的含量，降低铸造用砂的扬尘性。

（4）其他：在采取以上降低风险措施的基础上，还应为劳动者配备合适的粉尘防护用品，并监督强制使用；制定和执行职业卫生管理制度和操作规程；加强劳动者粉尘危害和个人防护知识的培训，增强劳动者防护意识；落实职业健康监护，加强劳动者岗前、在岗和离岗的职业健康检查，做到职业损害早发现、早处置；加强工作场所粉尘浓度监测和风险评估，持续改进，降低硅尘职业健康危害风险。

思考题及参考答案

1. 什么是硅肺，其致病因素是什么？我国规定该致病因素的职业接触限值是多少？

硅肺（硅沉着病）是由于在职业活动中长期吸入硅尘而引起的以肺组织弥漫性纤维化为主的全身性疾病。硅肺的致病因素是硅尘（游离 SiO_2 含量超过 10% 的粉尘）。我国《工作场所有害因素职业接触限值第 1 部分：化学有害因素》（GBZ2.1—2019）对硅尘职业接触限值做出了规定（表 1-16）。

表 1-16　硅尘的职业接触限值

游离 SiO₂ 含量	时间加权平均容许浓度 /(mg·m⁻³)	
	总粉尘	呼吸性粉尘
10% ≤ SiO₂ ≤ 50%	1.0	0.7
50% < SiO₂ ≤ 80%	0.7	0.3
80% < SiO₂	0.5	0.2

另外，若劳动者每日工作时间超过 8h 或每周工作时间超过 40h，需要用折减因子（reduction factor，RF）对 PC-TWA 进行折减。

每日工作超过 8h 的折减因子：$RF = \dfrac{8}{h} \times \dfrac{24-h}{16}$，其中 h 为每日工作时间，单位为小时（h）。

每周工作超过 5d 或超过 40h 的折减因子：$RF = \dfrac{40}{h} \times \dfrac{168-h}{128}$，其中 h 为每周工作时间，单位为小时（h）。

2. 定性评估模型中的化学有害因素危害特征评估有哪些方法？

定性风险评估模型给出两种化学有害物质的危害评估方法。一是利用化学品职业接触限值所处范围进行评估；二是查阅化学品危险度术语，利用危险度术语进行评估。

3. 获取化学品危险度术语有哪些途径？

化学品危险度术语获取途径比较多，常用的有国际统一化学品信息数据库（IUCLID）、化学驿站、国际化学品安全卡（ICSC）等。

4. 若利用危险度术语评估硅尘危害水平，在应用过程中发现存在什么问题？

利用危险度术语评估硅尘危害时，根据模型中"粉尘和蒸汽未分入另一级"的危害等级分类，确定硅尘为 A 级危害水平。这与"R49 吸入致癌""R36/37/38 对眼、呼吸道、皮肤有刺激""R48/20 长期吸入有严重健康危害"等描述硅尘实际危害的危险度术语所对应最高等级为 E 级的危害水平不一致。因此，利用危险度术语评估硅尘危害水平得到的结果存疑，可能不能反映硅尘的真实危害水平。

5. 在应用定性评估模型对粉尘进行接触评估时，评估化学品对象是什么？

粉尘接触评估的评估化学品对象应为被评估岗位劳动者直接使用或操作产生粉尘的物

料（化学品）。

6. 影响接触评估结果不确定性的因素主要有哪些？

从接触评估构成参数来看，影响因素主要来源于化学品的挥发性或扬尘性和使用量。其中，液态化学品接触评估中，某些化学品没有固定熔点，导致挥发性确定不准确；固态化学品接触评估中，模型对扬尘性的界定相对模糊，实际操作过程主要依靠评估人员主观判断，不同评估人员对同一固态化学品扬尘性的判断结果可能存在差异。而使用量评估主要依靠化学品使用量计量单位和包装状态。同一重量化学品使用的计量单位可以不同，如2kg 石英砂可以 "kg" 计量，也可以使用 "g" 计量；1 000mL 汽油可以使用 "mL" 计量，也可以使用 "L" 计量。模型并没有界定化学品使用量恰当的计量单位，给评估造成不确定性。化学品包装方式按模型界定为供应商提供该化学品时的包装方式，但操作时该包装方式必然被改变，实际接触时的包装方式与供应商提供该化学品时的包装并不一致，必然导致评估结果与实际情况不一致。

7. 试讨论定性评估模型存在的缺陷。

（1）评估模型构成方法存在缺陷：定性风险评估模型对防护因素考虑过少，模型构成中仅 "包装" 方式反映了 "密闭" 程度这一防护因素，而隔离、场所通风等其他重要防护措施没有体现。

（2）特殊情况处理方法不明：模型规定了两种确定化学品危害水平的方法，应用过程中选其一即可。但同一化学品采用两种方法确定的危害水平极可能不同，模型没有明确这种情况的具体处理方法。如本案例中，采用职业接触限值所处范围确定硅尘危害水平为 B级；而采用危险度术语评估时，硅尘的危害水平应为 A 级，两者结果并不一致。另外，利用危险度术语评估硅尘危害水平时，根据模型中 "粉尘和蒸汽未分入另一级" 的危害等级分类，确定硅尘为 A 级危害水平，其不能反映 "R49 吸入致癌" "R36/37/38 对眼、呼吸道、皮肤有刺激" "R48/20 长期吸入有严重健康危害" 的真实危害。

（3）定性模型对使用量衡量对象的描述过于模糊：英国《化学品危害控制策略》（COSHH）中固态化学品指的是所操作使用的化学物料。该模型中化学品的量指的是化学危害因素的量还是操作使用化学品的量，描述模糊，特别是当产生的化学有害因素与使用的化学品不一致时，模型应用者很容易选错使用量衡量对象。

（4）化学品使用量恰当的计量单位界定不清，包装方式界定不恰当：衡量使用量的计量单位对评估结果影响巨大，同一重量的化学品使用的计量单位可以不同。例如本案例中，撒砂制壳岗位的莫来砂使用量为 1.2t，计量单位为 "t"，也可以描述为 1 200kg，计量单位为 "kg"。模型没有界定化学品使用量恰当的计量单位。模型将化学品的包装方式界定为供应商提供该化学品时的包装方式。通常情况下，供应商提供该化学品时的包装方式与实际操作时的 "包装" 方式并不一致。实际操作时供应商提供的供应方式必然被改变，操作时的 "包装" 情况更能反映实际暴露情况。模型应将包装方式界定为操作时的 "包装"

方式。

（5）模型中危险度术语没有与新标准有效对接：危险度术语来源于欧洲化学品管理局（ECHA）发布的《欧盟物质和混合物的分类、标签和包装法规》（CLP 法规），该法规已经于 2008 年更新为 1272/2008/EC 版本，其中的化学品危害分类及描述要求较之前有较大变化，而定性风险评估模型中的危险度术语分类及描述未能与之有效衔接，给化学品危害特征评估带来困难。例如甲醇的危险度在新 CLP 法规中描述为"H331 吸入有毒；H301 吞咽有毒；H311 皮肤接触会中毒；H370 对器官造成损害"，与原描述"R23/24/25 吞食、与皮肤接触以及吸入有毒；R39/23/24/25 若吸入、接触皮肤和吞食，会产生严重的不可逆的危险"有所不同。

（6）模型并非适用于所有岗位化学危害因素的评估：在粉尘的接触水平评估中，根据模型本意需要确定操作时产生粉尘的固态物料的使用量，然而在众多情况下，该物料的量很难确定，如案例中抛丸过程，其产生粉尘的物料为黏附于铸件表面的少量莫来砂，其量无法确定，导致无法评估，若硬要评估则只能对该莫来砂的量进行估计。

8. 请根据你对定性风险评估模型的理解，设计一份适用于用人单位液态化学品职业健康风险定性评估的现场调查表（仅列举需调查的关键信息即可）。

需要调查的关键信息包括：用人单位基本信息、原辅料及工艺、岗位工种设置及人员数量、危害因素暴露信息（种类、暴露时间）、危害因素来源（化学品名称及使用量和包装状态）、各岗位操作温度等。

第二章

基于半定量评估模型的职业人群健康风险评估

学习目的

1. 掌握半定量评估模型应用的关键技术。
2. 掌握半定量风险评估实施的步骤。
3. 掌握硅尘的主要职业病危害。
4. 掌握半定量风险评估危害识别的方法。
5. 掌握半定量风险评估结果解读的要点。

一、案例背景

A 市 N 县职业病监测数据分析发现：过去 10 年全县共报告新发职业性尘肺 221 例，其中职业性硅沉着病（硅肺，曾称矽肺）206 例，占 93.21%；按《国民经济行业分类》（GB/T 4754—2017）分行业统计显示，职业性尘肺发病人数占比较高的前 3 位行业为铁路、道路、隧道和桥梁工程建筑业，土砂石开采业，铸造及其他金属制品制造业，分别占 32.13%（71 例）、23.53%（52 例）、8.60%（19 例）。进一步分析发现，铁路、道路、隧道和桥梁工程建筑业中发病的劳动者主要是该县曾经从事隧道开掘的农民较多，目前所有劳动者已经脱离接触，不存在引发新的职业暴露的风险。而土砂石开采业在过去 10 年中，每年都有新发职业性尘肺确诊病例，呈持续散发状态。

土砂石开采是非金属矿采选业的行业类别之一，包括石灰石、石膏开采，建筑装饰用石开采，耐火土石开采，黏土及其他土砂石开采。其中，黏土及其他土砂石开采是指用于建筑、陶瓷等方面的黏土以及用于铺路和建筑材料的石料、石渣、砂的开采。在我国城镇化深入推进、基础建设设施大量投入、建筑行业快速发展的阶段，该行业有着开采量和消费量持续高位的趋势。另一方面，黏土及其他土砂石业通常采用露天开采方式，产品经物理加工获得，存在企业规模小、工艺简单、职业病防护设施简陋的特点，长期以来其健康问题，尤其是粉尘作业带来的职业健康风险被忽视，易引发职业性尘肺。

二、评估模型介绍

前一章介绍了基于定性评估模型的职业人群健康风险评估，本章介绍适用于粉尘危害评估的另一种风险评估模型，即半定量评估模型。《工作场所化学有害因素职业健康风险评估技术导则》（GBZ/T 298—2017）中的半定量风险评估模型是基于化学物（含粉尘）本身的危害等级（hazard rating，HR）以及接触等级（exposure rating，ER）计算风险指数（R），$R = \sqrt{HR \cdot ER}$，并根据 R 的大小来判断风险等级：1～5 级分别为可忽略风险、低风险、中风险、高风险和极高风险。

（一）危害特征评估

危害特征评估就是 HR 确定的过程。化学有害因素危害的大小主要取决于其毒性、接触途径及其他影响因素。通常可根据化学有害因素的毒性对其进行危害分级，主要考虑该物质的致癌性、腐蚀性、致敏性等（可参考表 2-1）；也可根据化学有害因素急性毒性实验的半数致死剂量（lethal dose 50%，LD_{50}）和半数致死浓度（lethal concentration 50%，LC_{50}）进行危害分级［LD_{50}、LC_{50} 可从物质安全资料表（Material Safety Data Sheet，MSDS；也称化学品安全技术说明书）中获得（可参考表 2-2）］。当某种化学物根据上述 2 种方法进行危害分级获得的 HR 不一致时，应取其高值。

表 2-1　根据化学有害因素的毒性进行危害特征分级

危害等级（HR）	作用影响／危害分类的描述
1	不确定的健康危害影响及未归类的有毒或有害物质；ACGIH A5 级致癌物；IARC G4；未按有毒或有害分类
2	对皮肤、眼睛、黏膜的可逆的结果或者并未造成严重的健康损害；ACGIH A4 级致癌物；IARC G3；皮肤过敏和刺激物质
3	可能为人类或动物致癌物或致突变物，但尚无充足证据；ACGIH A3 级致癌物；IARC G2B；腐蚀性物质(pH 3～5 或 pH 9～11)、呼吸性敏感物质、有害化学毒物
4	基于动物研究的很可能为人类致癌物、致突变物或致畸物；ACGIH A2 级致癌物；IARC G2A；高腐蚀性物质(pH 0～2 或 pH 11.5～14)；有毒化学物质
5	已知人类致癌物、致突变物或致畸物；ACGIH A1 级致癌物；IARC G1

A1：确定人类致癌物；A2：可疑人类致癌物；A3：对动物致癌；A4：未分类的人类致癌物；A5：尚不能确定为人类致癌物；G1：确认人类致癌物；G2A：可能为人类致癌物；G2B：可疑人类致癌物；G3：对人及动物致癌性证据不足；G4：未列为人类致癌物。

ACGIH：美国政府工业卫生会议（American Conferenceof Governmental Industrial Hygienists）。

表 2-2　根据急性毒性实验进行危害特征分级

危害等级 (HR)	鼠经口吸收 LD_{50}/ $(mg \cdot kg^{-1})$	鼠或兔经皮吸收 LD_{50}/$(mg \cdot kg^{-1})$	鼠经吸入吸收 (气体和蒸汽) $LC_{50}(mg \cdot L^{-1} \cdot 4h^{-1})$	鼠经吸入吸收 (浮质和微粒) $LC_{50}/(mg \cdot L^{-1} \cdot 4h^{-1})$
2	$LD_{50} > 2\,000$	$LD_{50} > 2\,000$	$LC_{50} > 20$	$LC_{50} > 5$
3	$200 < LD_{50} \leqslant 2\,000$	$400 < LD_{50} \leqslant 2\,000$	$2.0 < LC_{50} \leqslant 20$	$1 < LC_{50} \leqslant 5$
4	$25 < LD_{50} \leqslant 200$	$50 < LD_{50} \leqslant 400$	$0.5 < LC_{50} \leqslant 2.0$	$0.25 < LC_{50} \leqslant 1$
5	$LD_{50} \leqslant 25$	$LD_{50} \leqslant 50$	$LC_{50} \leqslant 0.5$	$LC_{50} \leqslant 0.25$

（二）接触评估

《工作场所化学有害因素职业健康风险评估技术导则》（GBZ/T 298—2017）半定量评估模型中有 3 种确定 ER 的接触评估方法。

1. 接触比值评估　当可获得工作场所空气中化学有害因素检测结果，且已制定相应的职业接触限值（包括最高容许浓度、短时间接触容许浓度、时间加权平均容许浓度）时，比较接触浓度（E）与职业接触限值（OEL），以 E/OEL 的最大值确定接触等级（ER），将 ER 分为 1～5 级（表 2-3）。

表 2-3　接触等级划分

E/OEL	ER
< 0.1	1
0.1 ~	2
0.5 ~	3
1.0	4
≥ 2.0	5

每周工作时间为 5d 者，按 8h/d 的接触时间来估算接触浓度；当每周工作时间不等于 5d 时，按每周 40h 的接触时间来估算接触浓度，具体如下：

$$E = \frac{F \times D \times M}{W}$$

式中，E 为接触浓度，单位为毫克/立方米（mg/m^3）；F 为每周接触频率，单位为日/周（d/w）；D 为每次接触的平均时间，单位为小时/日（h/d）；M 为检测接触浓度，单位为毫克/立方米（mg/m^3），若有多次检测结果则利用统计方法取算术平均值；W 为平均周工作时间，单位为小时/周（h/w），设为 40h/w。

2. 接触指数法　当无法获得工作场所空气中化学有害因素检测结果或某些化学有害因素未制定相应的职业接触限值时，可根据工作场所化学有害因素的理化性质、劳动者暴露频率（日接触时间、周接触时间）、暴露量（日使用量、周使用量）、危害控制措施（工程防护、防护用品、应急救援等）、职业卫生管理等方面的调查结果，计算不同接触因素的接触指数（exposure index，EI），根据不同 EI 进一步计算确定 ER。EI 根据接触剂量的增加分为 5 级，1 级为极低接触水平，2 级为低接触水平，3 级为中等接触水平，4 级为高接触水平，5 级为极高接触水平（表2-4）。

$$ER = [EI_1 \times EI_2 \cdots \times EI_n]^{\frac{1}{n}}$$

式中，ER 为接触等级；EI 为接触指数；n 接触因素的个数。

3. 综合指数法 综合考虑化学有害因素的物理特性、危害控制措施、使用量、接触时间及接触水平，将根据接触比值（E/OEL）作为调查得到的其中 1 个接触因素纳入接触指数矩阵模型中，进行综合评估。接触等级赋值见表2-3，其余接触指数参考表2-4。

表 2-4　接触指数分级

接触因素		接触指数				
		1	2	3	4	5
蒸汽压力或空气动力学直径		< 13.3Pa	13.3Pa ~	133Pa ~	1 330Pa ~	≥ 13 300Pa
		粗糙的块状或湿材料	粗糙和干燥的粒状材料	干燥和小颗粒(直径 > 100μm)材料	干燥和直径 10 ~ 100μm 的材料	干燥和直径 < 10μm 的材料
E/OEL^*		< 0.1	0.1 ~	0.5 ~	1.0 ~	≥ 2
危害控制措施	工程防护措施	防护措施充分且定期维护	防护措施充分但不定期维护	防护措施充分但无维护	防护措施不充分	完全无防护措施
	应急救援设施	设施充分且定期维护	设施充分但不定期维护	设施充分但无维护	设施不充分	完全无设施
	职业病防护用品 [a]	6分	5分	4分	3分	≤ 2分
	应急救援措施 [b]	4分	3分	2分	1分	0分
	职业卫生管理 [c]	10 ~ 12分	7 ~ 9分	4 ~ 6分	1 ~ 3分	0分
日使用量		几乎可以忽略的使用量(< 0.2kg 或 L)	小用量(0.2 ~ 2kg 或 L)	中等用量(2 ~ 20kg 或 L)，使用者接受过培训	大用量(20 ~ 200kg 或 L)，使用者接受过培训	大用量(> 200kg 或 L)，使用者未接受过培训
日接触时间		< 1h	1h ~	2h ~	4h ~	≥ 6h
周使用量		几乎可以忽略的使用量(< 1kg 或 L)	小用量(1 ~ 10kg 或 L)	中等用量(10 ~ 100kg 或 L)，使用者受过培训	大用量(100 ~ 1 000kg 或 L)，使用者接受过培训	大用量(> 1 000kg 或 L)，使用者未接受过培训

接触因素	接触指数				
	1	2	3	4	5
周接触时间	< 8h	8h ~	16h ~	24h ~	≥ 32h

E：接触浓度；OEL：职业接触限值。

*：当采用接触指数法评估时，该项接触因素不适用。a：职业病防护用品包括质量保证、符合性、有效性、按时佩戴、领用记录、培训记录6项，每项1分，总分为6分。b：应急救援措施包括应急救援预案、机构和人员培训、演练、维护保养4项内容，每项1分，总分为4分。c：职业卫生管理共包括职业病危害防治责任制度、职业危害警示与告知制度、职业病危害项目申报制度、职业病防治宣传教育培训制度、职业病防护设施维护检修制度、职业病防护用品管理制度、职业病危害监测及评价管理制度、建设项目职业病防护设施"三同时"管理制度、劳动者职业健康监护及其档案管理制度、职业病危害事故处置与报告制度、职业病危害应急救援与管理制度、岗位职业卫生操作规程12项，每项制度建立0.5分，制度执行良好0.5分，某项制度未建立则为0分，总分12分。

三、风险评估

下面以本章开头所述案例为例讲解半定量风险评估模型的具体应用。

（一）危害识别

职业健康风险评估的危害识别是发现、确认、描述工作场所化学有害因素职业危害的过程，其方法一般包括资料收集、现场调查、职业健康检查和采样检测。评估人员对 N 县某土砂石开采企业进行了详细调查，基本情况如下：

该土砂石开采企业为私营企业，企业规模为小型，成立于 2009 年，主要产品为凝灰岩石子和宕渣，年产量 490 000t。调查时，共有员工 26 人，其中一线生产工人 26 人，每日工作 4 ~ 10h，每周 6d。通过企业管理人员访谈和现场职业卫生调查，该企业的生产工艺得到明确（图 2-1）。评估人员查看企业的职业卫生管理台账发现，近 3 年企业均委托有资质的职业卫生技术服务机构开展了职业病危害因素定期检测，主要的危害因素为硅尘和噪声。查阅职业健康监护档案发现，近 3 年共发现粉尘作业职业禁忌证 1 例，诊断"疑似职业性硅肺二期"1 例。初步调查显示，该企业硅尘危害较为严重，为了进一步明确硅尘的分布特征及其危害控制措施，评估人员对工作现场开展了详细调查，并对主要岗位开展了呼吸性粉尘（主要是硅尘）的采样检测，具体结果见表 2-5。

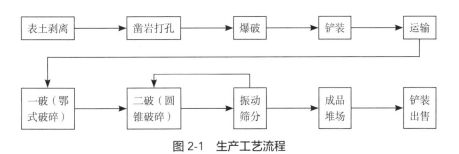

图 2-1 生产工艺流程

表 2-5　土砂石企业主要岗位劳动者硅尘（呼吸性粉尘）接触情况及危害控制措施

岗位名称	接触人数/人	接触时间/(h·d⁻¹)	接触频率/(d·w⁻¹)	接触浓度ª/(mg·m⁻³)	游离SiO₂/%	工程防护措施	职业病防护用品	应急救援措施	职业卫生管理ᵇ
凿岩打孔	4	4	6	1.33	33.2	局部通风	配备防尘口罩，无领用和培训记录，碎石铲装和成品铲装佩戴不规范	制订预案，明确责任部门	7分
碎石铲装	8	10	6	0.85	–	驾驶室隔离			5.5分
一破	2	9	6	1.86	29.7	局部通风			5分
二破	2	9	6	1.13	–	局部通风			6.5分
筛分	4	9	6	0.58	36.4	局部通风			7分
成品铲装	6	10	6	0.80	35.2	驾驶室隔离			5.5分

ª：采用时间加权平均值（time weighted average，TWA），当劳动者每日工作时间超过 8h 或每周工作时间超过 40h 时，需要考虑长时间工作职业接触限值（OEL），用折减因子（RF）对 OEL 进行折减，具体参考 GBZ2.1；ᵇ：根据表 2-4 备注 c 中的 12 项管理制度或操作规程制订和执行情况计算得分。

（二）危害特征评估

硅尘是指游离 SiO₂ 含量超过 10% 的粉尘。IARC 在 1997 年将硅尘列入确定人类致癌物（G1）。硅尘是我国煤炭、采矿、陶瓷、冶金、铸造、石雕等多种行业的主要职业病危害因素之一，与接触硅尘有关的疾病报道有硅沉着病、肺癌、肺部感染、慢性阻塞性肺疾病、慢性肾病、自身免疫性疾病等。研究表明，硅尘的表面性质对其毒性有较大影响。

实验室研究显示，硅尘表面的粗糙程度影响硅尘颗粒间的黏附能力以及带电状态，从而影响硅尘进入体内后的分布以及化学反应；新鲜断裂的硅尘表面含有更多的高能位点，因而比陈旧硅尘更易刺激自由基的产生，石头、砂砾、黏土和混凝土在研磨、切割、钻孔、清理和粉碎过程中可产生高浓度新鲜硅尘。研究还发现，亲水性硅尘表面含有较多硅烷醇基，后者是一种羟基活性基团，由断裂的 −Si−O−Si− 价键被水饱和形成，具有与周围物质构成氢键和电子传递等特性，从而使细胞膜通透性增高、流动性降低，进而破裂，产生病理作用。此外，硅烷醇基作为载氢体，在水中可解离产生 SiO⁻，并与金属阳离子络合，从而改变硅尘的离子化状态和产生自由基的能力。

人群流行病学资料显示，相同暴露量、不同厂矿的硅肺发病不同，缘于硅尘表面性质的差异。这为硅尘表面性质影响其毒性提供了直接证据。20 世纪 80 年代末，华中科技大学同济医学院与美国国家职业安全卫生研究所（National Institute for Occupational Safety and Health，NIOSH）、美国国家癌症研究所（National Cancer Institute，NCI）等国外机构合作，开展了大规模硅尘队列研究。该研究纳入了我国中南地区 29 个金属和陶瓷厂矿 1960—1974 年工作 1 年以上的所有在册工人，共计 74 040 人，回顾性研究了这些工人 1960—1986 年的健康状况，并随访至 2003 年底。研究结果提示，硅尘长期暴露可导致全死因、恶性肿瘤（包括肺癌）、心血管疾病（包括肺心病）、呼吸系统疾病等的死亡危险升高，队列人群中 19.3% 的死亡可归因于硅尘暴露。硅尘长期暴露与心血管疾病、呼吸系统疾病和肺癌死亡危险之间有明显的剂量 - 反应关系，但其关联在各类型厂矿中有所不同。

（三）接触评估

从该企业 6 个岗位工人接触时间看，除了凿岩打孔岗位的 OEL 不需要折减外，其余 5 个岗位的 OEL 均需要根据周接触时间 > 40h 进行折减。根据现场检测和调查结果，纳入 E/OEL、空气动力学直径、危害控制措施（工程防护措施、职业病防护用品、应急救援措施、职业卫生管理）、日接触时间、周接触时间共 8 个因素，按照接触指数分级（根据表 2-4 确定）计算 ER（表 2-6）。

表 2-6　各岗位工人硅尘的接触评估（综合指数法）

岗位	$E/$ (mg·m⁻³)	$OEL/$ (mg·m⁻³)	E/OEL	EI								ER
				E/OEL	空气动力学直径	工程防护措施	职业病防护用品	应急救援措施	职业卫生管理	日接触时间	周接触时间	
凿岩打孔	1.33	0.7	1.90	4	5	3	3	3	2	4	4	3.39
碎石铲装	0.85	0.39	2.18	5	5	4	4	3	3	5	5	4.16
一破	1.86	0.46	4.04	5	5	3	3	3	3	5	5	3.87
二破	1.13	0.46	2.46	5	5	3	3	3	3	5	5	3.87
筛分	0.58	0.46	1.26	4	5	3	3	3	2	5	5	3.58
成品铲装	0.80	0.39	2.05	5	5	4	4	3	3	5	5	4.16

E：接触浓度；OEL：职业接触限值；EI：接触指数；ER：接触等级。

（四）风险特征描述

硅尘根据危害特征评估为 G1 类致癌物质，HR 取值 5。计算该企业各岗位接触硅尘的风险指数（R），发现碎石铲装和成品铲装岗位接触硅尘的职业健康风险等级为极高风险，其余 4 个岗位的风险等级为高风险（表 2-7）。

表 2-7　各岗位工人接触硅尘的风险等级（综合指数法）

岗位	HR	ER	R	风险等级
凿岩打孔	5	3.39	4	高风险
碎石铲装	5	4.16	5	极高风险
一破	5	3.87	4	高风险
二破	5	3.87	4	高风险
筛分	5	3.58	4	高风险
成品铲装	5	4.16	5	极高风险

HR：危害等级；ER：接触等级；R：风险指数（$R = \sqrt{HR \cdot ER}$）。

（五）不确定性分析

从职业健康风险评估的步骤看，本次评估的不确定性主要包括以下方面：

1. 硅尘危害特征　在做硅尘的危害特征评估时参考了其致癌性特征，取值为 5，但是 IARC 将硅尘列入 G1 致癌物时注明的条件为结晶型。在硅尘危害评估中也提到硅尘表面特征对于其危害影响较大，因此，将所有硅尘的危害分级定为 5，具有一定的不确定性。

2. 测量带来的不确定性　本次评估在确定接触浓度（E）时，采用了一次性采样检测数据，各岗位硅尘采样设备、检测仪器、采样检测人员的操作等均可能影响 TWA 的值；此外，游离 SiO_2 浓度的检测结果决定了硅尘性质的判定以及 OEL 值的确定，所有影响游离 SiO_2 浓度的因素均可能带来评估结果的不确定性。

3. 接触因素调查的不确定性　采用综合指数法开展接触评估时，纳入的接触因素个数在一定程度上决定了计算的 ER 值大小；在每个接触因素的调查中，尤其是职业病危害控制措施调查中，细致程度决定了接触指数（EI）的取值。这些影响 ER 的接触调查均会给最终的评估结果带来不确定性。

4. 评估模型本身的不确定性　虽然半定量风险评估模型目前应用广泛，但是其主要的参数 HR 和 ER 均源于人为划分，尤其是 ER 的确定有 3 种不同的方法，不同方法的接触评估可能带来评估结果的不一致。在应用接触比值开展评估时，E/OEL 等级划分可能给接触等级的确定带来不确定性，尤其将比值 ≥ 2 视为 5，在一定程度上掩盖了超限倍数更高的职业健康危害。当日接触时间和周接触时间不是标准工作时间时，OEL 根据折减因子进行折减，而在采用接触指数时仍将接触时间的长短作为接触因素之一。此外，E/OEL 的大小一定程度上体现了工程控制和职业卫生管理的效果，尤其是当不同危害控制措施对于控制工作场所职业病危害因素浓度的贡献不一致时，应用综合指数法开展接触评估可能带来更多不确定性；采用接触指数法开展接触评估时，纳入的接触因素对于评估结果影响较大。

四、结果解读与建议

本案例采用《工作场所化学有害因素职业健康风险评估技术导则》（GBZ/T 298—2017）中的半定量风险评估模型对某小型土砂石开采企业 6 个典型岗位接触硅尘的职业健康风险进行了评估，结果显示在采用综合指数法评估时，各岗位的风险指数均大于 4，即风险等级为高风险级及以上。

从评估结果可知，当采用接触比值评估时，该企业各岗位接触硅尘的风险等级也为高风险及以上，但当用综合指数法评估时，风险等级从极高风险降到了高风险，主要原因是一破和二破岗位采取的职业病危害控制措施相对完善。由此可见，当工作场所职业病危害因素浓度较高时，采取工程防护、个人防护、职业卫生管理等综合控制措施可以降低职业健康风险。

半定量评估模型的主要参数 HR 和 ER 决定了 R 值的大小。从硅尘健康危害特性看，即使 ER 为 1，接触硅尘的风险指数 > 2，其风险等级在低风险及以上。由此，在无法改变工作场所硅尘性质的前提下，要控制接触硅尘的职业健康风险，必须最大可能地采取有效的危害控制措施、降低工作场所硅尘的浓度。建议措施如下：

1. 采取更有效的工程控制措施 该企业可采取的工程控制措施包括采用湿式作业，加强局部除尘，加强密闭隔离，减少装卸落差等，有效减少粉尘逸散。

2. 改变工作制度 减少每日工作时间、每周工作天数。

3. 加强培训和教育 加强对劳动者粉尘危害和个人防护的培训，至少每年1次培训教育，增强劳动者自觉维护健康的意识和技能。

4. 加强职业卫生管理 制定和完善职业卫生管理制度和操作规程，并确保制度执行良好。

5. 加强监测和危害评估 加强工作场所粉尘浓度监测，至少每年1次监测，发现关键风险点，并持续改进。

6. 加强职业健康监护 加强劳动者岗前、在岗和离岗的职业健康检查，至少每年做1次职业健康检查，并动态观察和分析劳动者的早期健康损害。

7. 对于极高风险岗位，如果职业病防护设施仍不可行，需要立即重新设计工艺和设备，从源头控制粉尘危害，必要时采取密闭隔离等措施，当从极高风险降低一个等级后，方可进行作业。

思考题及参考答案

1. 职业性尘肺是长期接触生产性粉尘导致的慢性疾病。专业技术人员应如何快速有效地获取职业健康危害证据，为决策者提供参谋？

鉴于尘肺发生通常是长期暴露于粉尘作业引起的，但是，尘肺一旦发生，将是后果严重的职业健康损害，因此早期发现劳动者健康损害显得尤为关键。职业健康管理人员可以从工作场所粉尘监测浓度、劳动者职业健康检查等资料获得线索，对工作场所开展详细的劳动卫生学调查，应用风险评估技术开展职业健康风险，用定性、半定量等方法开展快速的健康风险评估，为决策者提供参谋。

2. 半定量模型中的 HR 确定有哪些具体方法？请举例说明。

HR 是衡量化学物毒性危害的参数，主要取决于其本身毒性、接触途径以及其他影响因素。在半定量模型中，一般采用两种方法确定 HR：一是根据化学有害因素的毒性进行危害分级，主要依据美国政府工业卫生会议（ACGIH）和/或 IARC 的致癌性分级、致突变性、致畸性、刺激性、腐蚀性和致敏性等特征进行分级；二是参考化学有害因素的安全技术说明书（safety data sheet，SDS）获得该物质急性毒性试验的半数致死剂量（LD_{50}）和半数致死浓度（LC_{50}）进行危害分级（具体见表 2-2）。两种方法在实际应用中互为补充。需要注意的是，当某种化学物质按两种方法分级获得的危害等级不一致时，取其等级高的数值。

以甲醛为例：查阅化学物质甲醛（CAS No：500-00-0），其大鼠经口 LD_{50} 为 500mg/kg，兔经皮为 270mg/kg，根据表 2-2，其 HR 为 4。IARC 对甲醛致癌性的分类为 G1 类，HR 取值 5。由此，当对工作场所接触甲醛的职业健康危害开展半定量风险评估时，*HR* 取值为 5。

3. 三种接触评估的方法有何优缺点?

三种接触评估方法优缺点见表 2-8。

表 2-8　三种接触评估方法优缺点

方法	优点	缺点
接触比值评估	当现场的危害因素检测资料齐全时，可快速根据浓度资料开展评估	当仅依据一次的检测浓度进行 E/OEL 计算时，可能产生较大的偏倚；当危害因素浓度缺失时，无法采用此方法
接触指数法	对于缺少现场危害因素检测资料的工作场所，仍可根据危害因素控制措施、劳动卫生调查和接触情况评估进行快速评估	得到的接触等级受能纳入的接触因素个数影响较大，每一个接触因素的 EI 值存在错分的可能，可能导致评估结果偏差较大
综合指数法	综合考虑了现场危害因素的浓度和职业卫生管理、危害因素控制措施的制定和落实情况	工作量相对较大，对评估人员的专业性要求较高

4. 危害识别的要点有哪些? 请设计一份适合半定量风险评估的现场调查表。

危害因素识别要点如下：

（1）资料收集：收集化学有害因素的化学名称和 CAS 号（必要时包括商品名）、分子式、纯度及杂质含量、密度、熔点、沸点、饱和蒸汽压及蒸汽密度、溶解度、分散度、稳定性等理化特性资料，毒性、致敏性、致癌性、致突变和致畸等毒理学资料，以及其他和危害等级有关的资料。

（2）现场调查和检测

1）详细调查生产工艺流程，明确工艺流程中可能产生的化学物质以及使用的原辅料，记录原辅料使用量、中间产物、产品和副产品的量等，识别工作流程中的化学物质。具体方式通常如下：①查看货物清单、化学品安全技术说明书（MSDS）以及包装标签；②查看存放或使用化学有害因素的所有地点；③访谈生产班组工程师和相关管理人员，分析生产工艺中每个环节可能产生的化学有害因素；④分析副产品、成品、残渣和逸散物中的有毒有害成分；⑤分析特殊工作岗位，如手工采样、检（维）修、污水处理、化验室等岗位中使用或产生的物质。

2）调查劳动者接触情况和危害控制措施：通过工作日写实，调查所有岗位劳动者的接触情况，主要包括作业方式、接触途径、接触浓度、接触时间、接触频率、接触量等；危害控制措施情况主要包括工程防护设施、个体防护措施、应急救援措施、职业卫生管理制度和执行情况、职业卫生培训、职业健康监护等。

3）检测职业病危害因素：根据现场调查和劳动者接触情况，对工作场所职业病危害因素进行采样和检测，检测布点根据 GBZ 159 执行，结合各种化学物质 OEL 的类型计算接触浓度（E）。

适合半定量风险评估的现场调查表如表 2-9 所示。

表 2-9 半定量风险评估的现场调查表

一、企业基本情况

企业名称		联系人	
企业地址		联系电话	
经济类型	□国有; □集体; □私营; □个体; □联营; □股份制; □外商; □港澳台; □其他	所属行业	
企业规模		主要产品	
现有职工			
接触危害因素人数		生产组织	d/w; h/d
生产工艺流程简图			

二、化学品基本信息

名称	规格型号	包装	CAS 号	危险性/毒性	主要用途	储存位置	使用岗位	每班使用量	每周使用量

三、各车间岗位接触化学有害因素基本信息

车间名称:

岗位	劳动者人数	化学有害因素名称	作业方式	接触浓度/ (mg·m⁻³)	接触途径(□呼吸道, □消化道, □皮肤)	接触时间/ (h·d⁻¹)	接触频率/ (d·w⁻¹)	个体防护

续表

岗位	劳动者人数	化学有害因素名称	作业方式	接触浓度/(mg·m⁻³)	接触途径（口呼吸道、口消化道、口皮肤）	接触时间/(h·d⁻¹)	接触频率/(d·w⁻¹)	个体防护

四、各车间岗位危害控制措施

车间：　　　　　岗位：　　　　　化学有害因素名称：

危害控制措施	调查内容（符合画勾，不符合画叉）
卫生工程防护	生产工艺和设备：自动化（ ）；密闭化（ ）；机械化（ ）；手工操作（ ） 隔离：生产设施放在负压隔离室内（ ）；工人操作地点放在正压隔离室内（ ）；时间隔离（ ）；湿式作业（ ） 治理：机械全面通风（ ）；岗位局部通风（ ）；通风换气（ ）；净化回收措施（ ） 运转状态：正常（ ）；运转维护记录（ ） 有毒气体报警装置：种类合理，符合要求（ ）；报警值设置符合要求（ ）；正常检定，有效（ ） 事故通风设置：设置合理（ ）；通风换气次数达12次/h以上（ ）；通风与报警装置联动（ ）；通风排放口设置合理（ ）；控制开关设置合理（ ）；进风口设置合理（ ）
应急救援措施	应急冲洗措施：服务半径15m以内（ ）；连续供水（ ）；标识清晰（ ） 急救或损伤紧急处置用品：配备地点便于劳动者取用（ ）；标识清晰（ ）；按GBZ 1表A.4配备（ ） 泄险措施：围堰（ ）；泄险沟槽（ ） 应急防护用品和应急防护柜：配备种类符合化学有害因素特性要求（ ）；配备地点满足劳动者方便取用（ ） 应急疏散：紧急集合点设置地点合理（ ）；风向标设置在显眼位置（ ） 运输设备：配备担架（ ）；配备应急防护车（ ） 通信设施：工业电视（ ）；通讯电话（ ） 运转状态：正常（ ）；有效（ ）

续表

个人使用的职业病防护用品	质量保证:有 LA 或 QS 标志（ ）;生产许可证（ ）
	符合性:配备符合 GB/T 11651 或 GB/T 29510 要求（ ）
	有效性:指定防护因数大于危害因数（ ）
	佩戴:上班时佩戴（ ）
	领用:有领用和发放记录（ ）
	培训:有培训记录（ ）
应急救援措施	预案:急性职业中毒预案（ ）;化学有害因素泄漏应急预案（ ）;皮肤或眼睛灼伤处理预案（ ）
	机构和人员:成立应急组织机构（ ）;配备应急救援人员（ ）
	应急人员培训:有培训记录（ ）
	应急演练:桌面演练（ ）;实战演练（ ）;混合演练（ ）
职业卫生管理	职业病危害防治责任制度:有（ ）;执行良好（ ）
	职业病危害警示与告知制度:有（ ）;执行良好（ ）
	职业病危害项目申报制度:有（ ）;执行良好（ ）
	职业病防治宣传教育培训制度:有（ ）;执行良好（ ）
	职业病防护设施维护检修制度:有（ ）;执行良好（ ）
	职业病防护用品管理制度:有（ ）;执行良好（ ）
	职业病危害监测及评价管理制度:有（ ）;执行良好（ ）
	建设项目职业病防护设施"三同时"管理制度:有（ ）;执行良好（ ）
	劳动者职业健康监护及其档案管理制度:有（ ）;执行良好（ ）
	职业病危害事故处置与报告制度:有（ ）;执行良好（ ）
	职业病危害应急救援与管理制度:有（ ）;执行良好（ ）
	岗位职业卫生操作规程:有（ ）;执行良好（ ）;有职业病防护相关内容（ ）

（3）职业健康检查从企业现有的职业健康检查资料中发现可能的不明原因健康损害，必要时组织职业健康检查，用以识别可能造成健康损害的化学因素。

5. 请根据硅尘的危害特征确定其危害等级（*HR*）。

硅尘无 MSDS 资料可查，石英砂 MSDS 资料也无 LD_{50} 或 LC_{50} 可以参考。IARC 致癌物分类中，硅尘为 G1 类物质，由此确定其 *HR* 为 5。

6. 当现场危害因素浓度资料不可得时采用哪种方法进行接触评估？请试以本案例资料为依据采用该方法计算 *ER*。

当现场的危害因素浓度资料不可得时，采用接触指数法进行接触评估。本案例中，纳入了硅尘的空气动力学直径、工程防护措施、职业病防护用品、应急救援措施、职业卫生管理、日接触时间和周接触时间 7 个接触因素，根据表 2-6，计算得到各岗位的 $ER[ER = (EI_1 \times EI_2 \times \cdots \times EI_7)^{\frac{1}{7}}$（表 2-10）：

表 2-10　接触指数法计算接触等级（*ER*）

岗位	空气动力学直径	工程防护措施	职业病防护用品	应急救援措施	职业卫生管理	日接触时间	周接触时间	*ER*
凿岩打孔	5	3	3	3	2	4	4	3.31
碎石铲装	5	4	4	3	3	5	5	4.05
一破	5	3	3	3	3	5	5	3.73
二破	5	3	3	3	3	5	5	3.73
筛分	5	3	3	3	2	5	5	3.52
成品铲装	5	4	4	3	3	5	5	4.05

7. 请简要阐述半定量风险评估模型的优缺点。

半定量风险评估模型基于危害等级和接触等级计算风险指数，并依据指数大小划分风险等级，在职业危害风险管理中应用较为广泛，其优缺点主要如下：

（1）优点：①参数相对易得，可操作性强；②适用于工作场所职业病危害因素浓度未知的评价，可快速按风险等级高低确定优先控制措施；③综合指数法中接触等级的划分综合考虑了工作场所化学有害因素的浓度以及危害控制措施，还考虑了控制措施下尤其是有效的个人防护下化学有害因素进入人体的量不同于工作场所有害因素存在量的实际情况。

（2）缺点：①不适用于物理因素的评估；②当多种接触评估得到的 *ER* 不相同时，给结果的应用和解释带来难度；③在使用接触指数法进行接触评估时，接触因素纳入的数量对风险等级会产生较大影响。

第三章
基于定量评估模型的职业人群健康风险评估

▎**学习目的**

1. 掌握定量评估模型应用的关键技术。
2. 掌握定量风险评估实施的步骤。
3. 掌握电镀行业的主要职业病危害。
4. 掌握定量风险评估危害识别的方法。
5. 掌握定量风险评估结果解读的要点。

一、案例背景

B 市的一个工业园区近年来职业性化学中毒事件时有发生，职业病报告数量明显上升，近 3 年每年都有数例铬鼻病患者，在此之前该县未曾报告过此类职业病患者。已知铬鼻病是我国的法定职业病，是在职业活动中较长时间接触铬酸、铬酸酐、铬酸盐及重铬酸盐等六价铬化合物引起的鼻部损害。铬对鼻黏膜有刺激和腐蚀作用，铬的急慢性毒性都是由六价铬引起，长期吸入六价铬化合物的酸雾或烟尘，可引起鼻炎、鼻中隔穿孔等鼻部病变。铬鼻病的发生过程常历时数月至数年，最短的接触铬酸盐 3 个月即可发病。病变部位主要在鼻中隔，少数是鼻甲，鼻中隔前部最容易受损。早期症状有流涕、鼻塞、打喷嚏、鼻出血、鼻干燥、鼻灼痛、嗅觉减退等，数月后部分症状会自行消失。但鼻腔病变可在无症状情况下继续缓慢发展，有时仅在体检时才发现，可见鼻中隔黏膜充血、肿胀、干燥、结痂。

陆续出现了铬鼻病患者说明该县一人接触了六价铬化合物。进一步调查发现，该县结合当地产业特征，近 5 年前陆续引进了一批电镀企业，主要为周边家电及汽车零部件企业提供电镀服务。

二、评估模型介绍

《工作场所化学有害因素职业健康风险评估技术导则》（GBZ/T 298—2017）中的定量

风险评估模型适用于评估化学毒物致癌效应和非致癌效应。该风险评估模型的实施主要包括以下步骤：

（1）现场调查和风险因子识别：调查收集工作场所职业卫生相关资料，识别职业病危害因素，确定其致癌性或非致癌性健康危害。

（2）估算接触浓度（exposure concentration，EC）：主要有接触期评价、接触方式评价，通过接触时间、接触方式及空气中毒物的浓度估算 EC。

（3）计算危害商（hazard quotient，HQ）或危害指数（hazard index，HI）：主要计算经吸入引起的非致癌风险，并评价多种化学有害因素。

（4）风险评估：评估致癌和非致癌风险，总结风险信息。

定量风险评估模型的应用主要包括致癌风险评估和非致癌风险评估两部分，其核心步骤为 EC 估算和危害商计算。

（一）EC 的估算

在进行 EC 估算时，要根据污染物暴露特征选择不同的计算方法：如果为急性暴露（< 24h），则 EC 等于空气中污染物浓度；如果为亚慢性暴露（30d 至人均期望寿命的 10%）或慢性暴露（人均期望寿命的 10% 以上），则 EC 按下面公式进行估算。致癌风险评估的 EC 估算也按此公式计算。

$$EC = （CA×ET×EF×ED）/AT$$

式中，EC（μg/m³）为接触浓度；CA（μg/m³）为工作场所空气中化学有害因素浓度；ET（h/d）为在工作场所中化学有害因素的每日接触时间；EF（d/y）为在工作场所中接触化学有害因素的频率；ED（y）为接触化学有害因素的工龄；AT（h）为平均接触时间（$ED×365d/y×24h/d$）。

（二）确定毒性值

确定致癌风险和非致癌风险，主要包括参考浓度（reference concentration，RfC）和吸入单元风险（inhalation unit risk，IUR）。《工作场所化学有害因素职业健康风险评估技术导则》（GBZ/T 298—2017）附录中列举了主要化学毒物的 RfC 和 IUR，评估时可以直接引用计算。但在实际评估过程中，很多化学毒物毒性值可能没有列举在附录中，因此风险评估人员需要查阅相关的文献，选择合适的毒性值。例如，美国发布的《超级基金风险评估中人体健康毒性值》（US EPA，2003）提供了风险评估毒理学资料来源层次框架，评估人员可根据毒物的暴露特征选择合适的毒性值。另外，在 US EPA 超级基金网站发布了有关致癌效应的估算值和慢性、亚慢性致癌效应和非癌症效应参考值的最新资料，以及非癌症急性毒性值资料。

当以上途径无法获取急性、亚慢性毒性资料时，风险评估人员可使用以一个较长暴露期为基础的参考值作为保守估计。例如，评估人员确定现场中暴露期为亚慢性但又没有亚慢性毒性值，此时只能使用慢性 RfC 评估危害。

（三）风险估算

1. 致癌风险估算 按以下公式估算致癌的吸入超额个人风险（inhalation risk，*IR*）。

$$IR = IUR \times d \times \frac{t_E}{t_L}$$

式中，*IR* 为致癌的吸入超额个人风险；*IUR* 为吸入单元风险（μg/m³）；*d* 为接触剂量（μg/m³）；t_E 为接触工龄（y），等于每天工作时间（h）× 每年工作天数（d）× 工龄（y）/24（h）/365（d）；t_L 为终身期望寿命（y），可采用2018年全国人均期望寿命（以77岁计）。

将 *IR* 的计算结果与评估导则规定的超额风险可接受水平（10⁻⁴）进行比较，当致癌个人风险 < 10⁻⁴ 时，风险可接受；当风险 ≥ 10⁻⁴ 时，风险不可接受。

2. 非致癌风险评估 主要评估危害商（*HQ*），按以下公式计算。

$$HQ = EC/RfC \times 1\,000$$

式中，*EC*（μg/m³）为接触浓度；*RfC* 为参考浓度（mg/m³），是适合于急性、亚慢性、慢性暴露的吸入毒性值。*HQ* 为危害商（无单位），以 1 为限值，> 1 表示健康风险较大；≤ 1 表示健康风险较小。

3. 多种化学物累积致癌风险和危害指数（*HI*）估算 当估算多种化学物非致癌风险的危害指数时，应先计算每种化学物的危害商，然后求和，得到多种化学物危害指数估算值。

$$HI = (EC_1/RfC_1 + EC_2/RfC_2 + ... + EC_i/RfC_i) \times 1\,000$$

式中，*EC*（μg/m³）为接触浓度；*RfC* 为接触浓度；*HI* 为危害指数。该公式成立的前提条件为在相同的暴露周期内，多种化学物质具有相似的健康效应。

三、风险评估

下面以本章开头所述案例为例讲解定量风险评估模型的具体应用。

（一）现场调查

调查发现，在诊断铬鼻病的患者中有一家企业的员工占比较大。该企业是一家对各种金属物件进行镀铬的中外合资企业，创建于 2008 年，厂区面积约 6 000m²，总职工 50 余人，其中生产工人 35 人，接触有毒有害物质工人 12 人。因规模较小，该企业未设立独立的职业卫生管理部门，由企业行政办公室负责开展相关管理工作，制订职业卫生相关管理制度，定期组织接触有毒有害因素工人体检，并开展职业卫生相关培训，对于接触有毒有害物质岗位工人定期发放防护用品（3M3200 型防毒口罩）。该企业每年对工作场所职业病危害因素检测，并对主要生产岗位进行局部通风以降低有毒有害物质浓度。在生产组织上，主要按照生产工艺的工序步骤将作业工人进行分组定岗。生产岗位主要分为除油、酸洗、预镀铜、镀镍和镀铬岗位等。每个岗位按照生产线的数量配备工人数量，每条生产线每个岗位配备 2 ~ 3 人。主要生产工艺流程如图 3-1 所示。

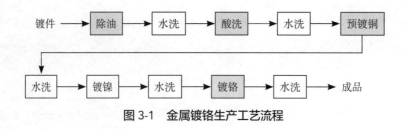

图 3-1 金属镀铬生产工艺流程

（二）风险因子识别及检测

评估人员对 4 个评估岗位工人接触的主要职业病危害因素进行辨识。除油岗位工人根据除油工艺不同接触不同的职业病危害因素（其中，化学除油岗位工人主要接触氢氧化钠；超声波除油岗位工人主要接触超声波）；酸洗岗位工人主要接触酸洗池内盐酸溶液挥发蒸汽；预镀铜岗位工人主要接触硫酸、硫酸铜及工频电磁场；镀铬岗位工人主要接触硫酸和铬酸、重铬酸等六价铬及工频电磁场。

依据《工作场所空气中有害物质监测的采样规范》（GBZ159）和《工作场所空气有毒物质测定》（GBZ/T 300）对该电镀企业各岗位主要职业病危害因素开展不同时段定点采样和实验室检测，计算硫酸和氧化铬（六价）8h 时间加权平均浓度（TWA），对于氢氧化钠、盐酸和氰化氢除计算 TWA 外，还记录多次采样的最高浓度值，并使用定量风险评估模型通过最高浓度评估 3 种职业病危害因素的急性影响。各岗位接触的主要职业病危害因素及防护等情况见表 3-1。

四、风险评估

（一）致癌效应风险评估

因六价铬可以导致肺癌，故应对镀铬岗位接触氧化铬（六价）进行致癌性风险评估。镀铬岗位工人对氧化铬（六价）长期反复接触的慢性致肺癌风险计算结果为 34.3×10^{-4}，远大于 1×10^{-4}，说明该岗位工人接触氧化铬（六价）4 年后，终身发生肺癌风险较高（表 3-2）。

（二）非致癌效应风险评估

氢氧化钠、盐酸、硫酸、氰化氢 4 种化学品为非致癌物。评估人员检索 US EPA 网站及期刊文献，仅查到盐酸和六价铬的 *RfC* 值（盐酸导致鼻黏膜、喉、支气管增生的 *RfC* 值为 20μg/m³，六价铬导致鼻中隔萎缩的 *RfC* 值为 0.008μg/m³），故仅对酸洗岗位接触盐酸导致鼻黏膜、喉、支气管增生和镀铬岗位接触氧化铬（六价）导致鼻中隔萎缩的健康危害进行非致癌性风险评估。

风险评估结果显示，酸洗岗位工人接触盐酸的危害商为 75.3，超过 1，说明其发生鼻黏膜、喉、支气管增生的风险较高；镀铬岗位工人接触氧化铬（六价）的危害商为 684.9，远高于 1，说明其患鼻中隔萎缩风险很高（表 3-3）。

表 3-1　各岗位主要职业病危害因素接触及防护情况

岗位名称	工人数量/人	主要职业病危害因素	检测浓度（TWA)/(mg·m⁻³)	检测最高浓度/(mg·m⁻³)	接触限值/(mg·m⁻³)	接触时间/(h·d⁻¹)	最长工龄/y	工程防护措施	个人防护措施
除油	3	氢氧化钠	0.2	0.27	2	8	3		
酸洗	2	盐酸	5.5	8.4	7.5	8	2		
预镀铜	3	氰化氢	0.41	0.45	1	8	3	局部通风	使用3M3200型防毒口罩
镀铬	4	硫酸	0.42	–	1	8	2		
		氧化铬（六价）	0.02	–	0.05	8	3		

表 3-2　镀铬岗位氧化铬（六价）致癌风险评估表

危害因素	接触剂量/(μg·m⁻³)	每天工作时间/(h·d⁻¹)	每年工作天数/(d·y⁻¹)	工龄/y	接触工龄/y	吸入单元风险/(μg·m⁻³)	致癌风险	健康危害	评估结果
氧化铬（六价）	20	8	300	4	1.1	1.2×10^{-2}	34.3×10^{-4}	肺癌	高风险

接触工龄（y）= 每天工作时间（h/d）× 每年工作天数（d/y）× 工龄（y）/[24（h）·365（d）]；终身期望寿命：按2018年全国人均期望寿命，以77岁计；致癌风险 = 吸入单元风险 × 接触剂量 × $\dfrac{接触工龄}{终身期望寿命}$。

表 3-3　各岗位接触盐酸和氧化铬（六价）非致癌性风险评估表

岗位	危害因素	CA/(μg·m⁻³)	ET/(h·d⁻¹)	EF/(d·y⁻¹)	ED/y	AT/h	EC 估算/(μg·m⁻³)	RfC/(μg·m⁻³)	健康危害	HQ	评估结果
酸洗	盐酸	5 500*	8	300	4	35 040	1 506.8	20	鼻黏膜、喉、支气管增生	75.3	高风险
镀铬	氧化铬（六价）	20	8	300	4	35 040	5.48	0.008	鼻中隔萎缩	684.9	高风险

CA：空气污染物浓度；ET：接触时间；EF：接触频率；ED：接触期；AT：平均接触时间；EC：接触浓度；RfC：参考浓度；HQ：危害商。

$AT = ED \times 365d/y \times 24h/d$；$EC = (CA \times ET \times EF \times ED)/AT$；$HQ = EC/RfC$。

*：8h 时间加权平均浓度。

（三）不确定性分析

1. 接触方式的不确定性　定量接触风险评估模型需要对接触方式进行评价，一般分为急性、亚慢性和慢性 3 种方式，不同方式计算接触浓度不一样。在实际评价过程中，工人接触多种毒物，不同毒物接触的方式可能不同，同一种毒物可能也存在多个接触周期，因此评估人员在评价接触方式时可能存在多种选择，导致不同人员评价的接触方式不同。

2. 接触时间的不确定性 在计算长期接触浓度时，需要考虑工人每日接触时间、接触频率及接触年限等因素。在实际评估过程中，工人的实际接触时间很难精确评估，特别是一些流动性的岗位，很难评估实际的接触时间。同时，接触频率和接触年限可能受到岗位调整、休假及加班等多种因素影响，对评估实际接触时间造成影响。

3. 参考浓度的不确定性 《工作场所化学有害因素职业健康风险评估技术导则》（GBZ/T 298—2017）附录列举了主要化学毒物的参考，其他未列入的化学毒物需要单独用公式进行计算，该公式涉及劳动者的体重和每日呼气量，这两个参数很难用一个具体的数据评价长期的接触过程，因此存在不确定性。

4. 吸入单元风险（IUR）的不确定性 运用定量评估模型评估致癌风险时，需要查询 IUR 参数。《工作场所化学有害因素职业健康风险评估技术导则》（GBZ/T 298—2017）附录列出了主要化学毒物，但仅给出了系统损害点位的 IUR，部分毒物的系统损害点位是多个系统，而 IUR 只有一个，因此，计算出的致癌风险可能不能代表某个确定的癌症；还有很多化学毒物的吸入单元风险没有列举，需要查阅相关文献，引用不同文献评估的结果可能不同。

五、结果解读与建议

《工作场所化学有害因素职业健康风险评估技术导则》（GBZ/T 298—2017）中的定量风险评估模型可用于定量评估由呼吸途径暴露的化学性职业病危害因素风险水平。该评估方法考虑因素较为全面，包括毒物危害性、接触浓度、接触时间、急慢性作用等因素，且参数中的 RfC、IUR 值有大量实验室、流行病学数据作为支撑，评估结果依赖调查、检测结果，主观性成分少，使得评估结论科学、严谨、可信度高。其中，癌症风险评估是将特定人群之前所有暴露周期内吸入化学物浓度等效为整个生命周期平均暴露化学物浓度后，评估其一生中致癌症的风险水平。非癌症风险评估是将特定人群不同暴露周期内吸入化学物浓度等效为工龄内所有时间平均吸入化学物浓度来评估其非致癌类健康风险水平。

电镀行业是职业病危害较严重的行业，影响因素以化学毒物为主，吸入途径是主要暴露途径。以镀铬为主的企业在生产过程中会产生氧化铬（六价），它是已知的人类致癌物，被吸入后会导致肺癌以及鼻中隔萎缩等。本案例中的企业已经确诊多个铬鼻病病例。此类企业除了氧化铬（六价）外，还会产生氢氧化钠、盐酸、硫酸和氰化氢等化学毒物，这些化学物也会对工人健康造成影响。

本章简要介绍了定量风险评估模型，并运用该模型对某电镀厂进行了风险评估。评估结果显示，该企业镀铬岗位工人工作 4 年后，接触氧化铬（六价）导致肺癌和鼻中隔萎缩风险较高；酸洗岗位工人工作 4 年后，接触盐酸导致鼻黏膜、喉、支气管增生的风险较高。从化学毒物吸入风险角度可以看出，该企业员工存在严重的职业健康风险，需要立即整改。

建议措施如下：

1. 改进工程防护 尽可能使用密闭设备和机械化上下料流水线，镀铬槽上加盖密闭以防止酸雾逸出。无法密闭设备时，应在镀铬槽上边缘配备槽边吸风装置，以排除铬酸雾；加强镀铬车间的整体通风和机械排风；还可在电镀液表面覆盖一层液体石蜡、硫酸十二烷基钠溶液等，以减少酸雾的逸散。同时，应加强各项机械排风装置的日常维护和检修，保证通风排酸雾的效果。

2. **加强个人防护**　镀铬工人工作时应穿戴相应的个人防护用品，戴橡胶手套或乳胶手套、穿工作服加防酸围裙和胶靴、佩戴防毒口罩和防护眼镜。工作服应勤更换、清洗。工人工作后宜沐浴，清洁全身皮肤。

3. **加强职业卫生培训**　加强工人的职业卫生知识培训，让其掌握相关化学毒物的危害特征及防护方法，增强自觉维护健康的意识和技能。

4. **加强职业卫生管理**　制定完善的职业卫生管理制度，并严格按照制度进行管理。

5. **加强工作场内相关化学毒物监测**　特别是加强铬作业岗位铬酸盐浓度的检测评价工作，一旦发现铬酸盐浓度增加或超出标准，要立即着手整改，完善防护措施。

6. **加强职业健康监护**　加强劳动者岗前、在岗和离岗的职业健康检查（至少每年进行1次职业健康检查），并建立完善的职业健康档案，及时发现工人的健康风险。镀铬工人一旦出现皮肤溃疡和鼻中隔黏膜糜烂、溃疡等症状，应及时治疗。

7. 对于经常出现铬鼻病患者的高风险岗位，如果经过整改后还是不能降低空气中氧化铬浓度，需要立即重新改进工艺、更新设备，从源头控制，浓度降到标准以下方可进行作业。

思考题及参考答案

1. 哪些行业生产过程中会产生六价铬？

很多行业的工人具有潜在暴露于空气中六价铬化合物的机会，包括铬金属以及铬合金的生产、电镀、焊接以及六价铬化合物生产和使用过程中。其中，经空气暴露六价铬机会大的行业主要有焊接、喷涂、电镀、轧钢、钢铁厂、木料保存、涂料生产、铬催化剂生产、塑料着色剂生产和使用、由铬酸盐矿石生产铬酸盐以及相关化合物、涂料生产者、金属铬生产、铬酸盐色素生产以及铬化砷酸铜生产。仅有有限的潜在六价铬化合物职业暴露的行业有二氧化铬、铬染料以及硫酸铬的生产，化工销售，纺织印染，玻璃生产，印刷，皮革鞣制，铬催化剂应用，耐火砖生产，木工，固体废物焚烧，油气钻井，硅酸盐水泥生产，有色超合金生产及应用，建筑业，混凝土制品生产等。

2. 六价铬对工人的健康影响有哪些？

六价铬对工人健康的影响主要表现为致癌效应和非致癌效应。

六价铬化合物为人类确认致癌物，可引起肺癌。铬酸盐生产工人肺癌为我国法定职业病。

非致癌作用主要如下。①对呼吸系统的刺激、腐蚀作用：可表现为鼻出血、流涕、鼻痒、鼻酸、鼻黏膜萎缩、鼻中隔穿孔和溃疡、气管炎、尘肺、呼吸功能减低、肺炎等。铬鼻病是指由于职业暴露六价铬化合物而引起的鼻中隔及鼻甲黏膜糜烂、溃疡、鼻中隔软骨部穿孔等改变，是我国的法定职业病。②对皮肤的刺激、腐蚀、致敏作用：六价铬化合物为皮肤刺激物和皮肤致敏物，可引起刺激性皮炎和过敏性皮炎。六价铬化合物引起的皮炎是我国的法定职业病；由于此类皮炎引起的皮肤溃疡称作铬溃疡，也是我国的法定职业病。③对肝脏和肾脏的急、慢性损伤：可引起肝、肾功能异常，急性中毒时可引起肾衰竭。④遗传损伤：可引起作业工人外周血淋巴细胞微核率增高，染色体畸变发生率增高，血或尿液中 8- 羟基脱氧鸟嘌呤（8-OH dG）含量增高。⑤氧化应激损伤：可引起作业工人外周血丙二醛、超氧化物歧化酶（SOD）等改变。

3. 请设计一份简要的风险评估记录表。

致癌性和非致癌性的计算方法不同，因此设计的风险评估记录表也略有不同，参考表 3-4 和表 3-5。

表 3-4　非致癌效应风险评估记录表

岗位	工人数	化学毒物名称	防护措施	空气浓度/($\mu g \cdot m^{-3}$)	暴露时间/($h \cdot d^{-1}$)	暴露频率/($d \cdot y^{-1}$)	暴露工龄/y	平均时间/h	暴露浓度估算/($\mu g \cdot m^{-3}$)	RfC/($\mu g \cdot m^{-3}$)	危害指数

RfC：参考浓度（吸入参考剂量值）；防护措施：有／无；若有，写明具体措施。

表 3-5　致癌效应风险评估记录表

车间	岗位	工人数	化学毒物名称	空气浓度（$\mu g \cdot m^{-3}$）	暴露时间（$h \cdot d^{-1}$）	暴露频率/($d \cdot y^{-1}$)	暴露工龄/y	寿命平均时间/h	暴露浓度估算/($\mu g \cdot m^{-3}$)	IUR/($\mu g \cdot m^{-3}$)	致癌风险

IUR：吸入单元风险。

4. 如何计算多个暴露环境（场景）及多个暴露周期的平均浓度？

每个受试对象都有详细的暴露方式和活动过程中详细的暴露时间，可使用微环境估算平均 *EC*。举个简单的例子，一个受试对象在家中浴室淋浴，每日发生高浓度污染物接触 30min，而家中其他场所的接触染物浓度相对较低，暴露时间为 23.5h。在这种情况下，风险评估人员使用下列公式来估算该受试对象的平均 EC，该方法也可用于描述现场室内外环境污染物的暴露。同时采集该现场室内外样品或进行蒸汽入侵途径特征描述。

$$EC_j = \sum_{i=1}^{n} (CA_i * ET_i * EF_i) * ED_j / AT_j$$

式中，EC_j（μg/m³）为接触期平均接触浓度；CA_i（μg/m³）为 i 微环境空气中污染物浓度；ET_i（h/d）为 i 微环境中接触的时间；EF_i（d/y）为 i 微环境中的接触频率；ED_j（y）为 j 接触期接触持续时间；AT_j（h）为平均接触时间 = $ED_j \times 24min/d \times 365d/y$。

估算多个接触周期的平均接触浓度：为了推导受试对象多个接触周期平均 EC，需要对每个接触周期的平均 EC（计算得到的）进行总时间倒数加权。例如，评估癌症风险时，风险评估人员可通过（ED_j / 年龄）加权计算终身平均 EC；而评价 HQ 时使用公式计算多次暴露非终身平均 ECs。此时，平均时间为整个接触期 EDs 的总和。

$$ECLT = \sum_{j=1}^{n} (EC_j \times ED_j) / AT^n$$

式中，$ECLT$（μg/m³）为长期平均接触浓度；EC_j（μg/m³）为接触 j 期空气中污染物平均接触浓度；ED_j（y）为接触 j 持续时间；AT（y）为平均时间。当评估癌症风险时，AT = 年龄；评价非癌症风险时，AT = 每个暴露期 EDs 的总和。

（注：该答案参考了美国吸入风险评估模型）

5. 简述电镀行业常见的化学性危害因素及其对健康的影响。

（1）氰化物：包括含氰根的盐类剧毒品，可抑制呼吸酶，造成细胞内窒息。短时间内吸入高浓度氰化氢气体，可使人立即呼吸停止而死亡。氰化物可通过呼吸道、食管及皮肤浸入而引起中毒。轻者有黏膜刺激症状，唇舌麻木、气喘、恶心、呕吐、心悸；重者呼吸不规则，意识逐渐昏迷、大小便失禁，可迅速引起呼吸障碍而死亡。氰化物中毒治愈后还可能发生神经系统后遗症。

（2）硫酸、盐酸、硝酸、氢氟酸、氨水、氢氧化钠等化学药品以相对应的气体和酸（碱）雾形式存在于工作场所的空气中，主要通过呼吸道、消化道进入人体，吸入后导致上呼吸道感染，引起咳嗽、胸闷、咽喉鼻腔充血、鼻中隔溃疡穿孔、喉痉挛、咽部糜烂溃疡、支气管炎、引起头晕、头痛、恶心、呕吐、肺炎、肺水肿等症状。体外接触可引起灼伤、皮肤过敏、眼角膜穿孔。

（3）锌、铜、镍、铬酸盐等金属盐类吸入气雾引起上呼吸道感染，如鼻穿孔、鼻溃疡、皮肤接触后引起接触性皮炎、过敏性皮炎和湿疹。这些金属盐类进入人体内可引起急性中毒，如气急、呼吸困难、发绀、休克、腹泻、腹绞痛、肝功能损害、肾衰竭。铬盐还是致癌物质。

（4）有机化学品溶剂类主要是烷烃类、乙醇、苯类有毒物质；各类添加剂成分比较复杂，主要是环氧氯化烷烃与醇、炔、醚类的缩合、加成反应。这两类毒物进入人体后，人多表现为运动障碍、神经源性损害、血液病（如白血病、障碍性贫血）等。

6. 电镀行业主要的职业卫生防护措施有哪些？

电镀行业主要的职业卫生防护措施可分为技术管理措施和个人防护措施。

（1）主要工程技术措施：①电镀车间应配备监控视频和报警装置，除对生产物资及原料采取防盗措施外，对生产过程中的废料、废渣及废品零件也应做到妥善处置，以避免对社会治安造成危害；②加强设备管理，杜绝跑、冒、滴、漏；③生产备料性质相抵触的物料不得放在同一区域，必须分隔清楚；④生产和使用剧毒物品场所及其操作人员，严格执行企业制定的《剧毒危险化学品安全管理制度》；⑤确保安全的生产条件，防止和减少毒物逸散；⑥以密闭、隔离、通风操作代替敞开式操作；⑦生产、使用过程中所产生的废水、废气、废渣和粉尘的排放，必须符合国家有关排放标准，凡是能相互引起化学反应发生新危害的废物不要混在一起摆放。

（2）个人防护措施主要：①配备专用的劳动防护用品和器具，由专人保管，定期检修，保持完好；②严禁直接接触化学物品，不准在生产、使用场所饮食；③正确穿戴劳动防护用品，工作结束后更换工作服、清洗后方可离开作业场所；④有毒物品场所，应备有一定数量的应急解毒药品；⑤盛装腐蚀性物品的容器应认真选择，具有氧化性酸类物品不能与易燃液体、易燃固体、自燃物品和遇湿燃烧物品混装，酸类物品严禁与氰化物相遇；⑥运输有毒有害物料，应采取防止泄漏的措施。

7. 简要阐述定量风险评估模型的优缺点。

该评估方法考虑因素较为全面，包括毒物危害性、接触浓度、接触时间、急慢性作用等因素，且参数中的参考浓度（RfC）、吸入单元风险（IUR）值有大量实验室、流行病学数据作为支撑，评估结果依赖调查、检测结果，主观性成分少，使得评估结论科学、严谨、可信度高。该评估方法可以分别评估急性、亚慢性、慢性职业病危害风险，可以依据计算数值大小判断风险强度（数值越大风险等级越高）。

该评估方法的缺点是其针对吸入性化学品危害的风险评估，不能评估吸入粉尘、经皮肤吸收和接触物理因素导致的健康危害风险。对化学品导致的健康危害风险评估能否顺利实施还取决于化学品是否有RfC、IUR值。该方法仅为单纯性评估，并没有指出风险的处理要求。

第二部分

环境健康风险评估

第四章

大气 PM$_{2.5}$ 多环芳烃污染的人群健康风险评估

学习目的

1. 理解风险评估相关的基本概念与知识。
2. 明确吸入途径空气污染物环境健康风险评估的操作流程。
3. 掌握暴露量及健康风险计算及结果解读。

一、案例背景

随着经济的快速发展与城市化的不断推进，颗粒物污染问题日趋严重，部分地区大气 PM$_{2.5}$ 浓度高于规定的环境空气质量标准。细颗粒物（particulate matter 2.5，PM$_{2.5}$）不仅影响大气的能见度，而且影响人类健康，尤其是其中的多环芳烃（polycyclic aromatic hydrocarbons，PAHs），因毒性大和对人体健康损害严重，引起研究人员极大的关注，而中国 PAHs 排放量占全球总 PAHs 排放量的 20%。2012 年 2 月，我国环境保护部和国家质量监督检验检疫总局联合发布《环境空气质量标准》（GB 3095—2012），明确规定了大气污染物年平均和日平均的一级、二级浓度限值标准，其中 PM$_{2.5}$ 二级浓度限值标准分别是 35μg/m^3 和 75μg/m^3，PAHs 中苯并 [a] 芘（BaP）二级浓度限值标准分别为 0.001μg/m^3 和 0.002 5μg/m^3。

N 市是重要的港口工业城市，尚缺少对 PM$_{2.5}$ 中 PAHs 等化学污染物质的污染特征及健康风险的研究。

当地疾控部门综合分析上述资料，基本确认需要关注该地区大气 PM$_{2.5}$ 中 PAHs 等化学污染物吸入途径人群健康风险。

在缺少人群健康资料的情况下，可利用大气污染物浓度和毒性资料进行健康风险评估，因此本案例采用《化学物质环境健康风险评估技术指南》（WS 777—2021）中基于大气污染物毒性资料的人群健康风险评估方法——US EPA 的健康风险评估"四步法"（包括危害识别、暴露 - 反应评估、暴露评估、风险特征）。

二、危害识别

危害识别的目的是确认具有潜在危险的化学物质。主要任务是明确暴露在何种污染物下，其次是明确该化学污染物对人体健康造成何种危害（是致癌性危害，还是非致癌性的）。在危害识别过程中，要明确"风险三要素"即健康危害、接受者、暴露途径分别是什么。

首先，确认 PAHs 的健康危害。一般化学物质导致的健康危害是多方面的，按结局可以分为致癌和非致癌效应。多项流行病学研究发现，人类肺癌与吸入暴露 PAHs 高度相关，US EPA 将萘、苊烯、芴、苊、苯并 [a] 蒽、苯并 [a] 芘、苯并 [g，h，i] 苝、茚并 [1，2，3-cd] 芘等 16 种对人体危害较大的 PAHs 列入优先控制污染物名单，进行重点监督和管理。可以从相关人群流行病学研究，临床试验、动物实验等毒理试验等资料中确认其对人体健康的影响。如从动物实验的实验结果外推，须考虑动物与人存在种属差异。除人群流行病学调查和动物实验等方法外，也可以通过查询权威数据库获得相关资料。WS/T 777—2021 中推荐的常用毒性数据库有国际癌症研究机构（IARC）分类清单数据库、US EPA 综合风险信息系统（Integrated Risk Information System，IRIS）毒性数据库、美国毒物和疾病登记署（Agency for Toxic Substances and Disease Registry，ATSDR）有害物质最低风险水平清单（minimal risk leves list，MRLs list）数据库、欧洲化学品管理局（ECHA）化学物质信息（information on chemicals）数据库。

本案例主要用到的两大数据库是 IRIS 毒性数据库和 IARC 分类清单数据库。IRIS 系统收集了 550 余种化学物质的人群健康影响综合信息；内有剂量 - 反应评估中的重要参数，如一般化学物质的参考剂量（reference dose，*RfD*）/参考浓度（*RfC*），致癌物的斜率因子（slope factorial，*SF*）/吸入单元风险（inhalation unit risk，*IUR*）及有关毒性、理化性质等；可以根据 BaP 的 CAS 号或化学物英文缩写查询污染物毒性参数资料。IARC 分类清单数据库可查询致癌物质的分类和表述情况，包括 16 种 PAHs 的致癌性。

参考 IARC 化学致癌作用分类，已进行致癌研究的化学物被分为 1、2A、2B、3、4 共 5 类：1 类物质是确认人类致癌物；2A 类物质是很可能人类致癌物；2B 类物质是可能人类致癌物；3 类物质的数据不足，不能对其致癌性进行分类；4 类物质是根据目前资料判断为对人极可能是非致癌物。经查询，本案例中 16 种 PAHs 物质特性见表 4-1。

表 4-1　16 种多环芳烃物质特性

中文名	英文缩写	CAS 号	环数	致癌性
萘	Nap	91-20-3	2	2B
苊烯	Any	208-96-8	3	-
芴	Flu	86-73-7	3	3
苊	Acl	83-32-9	3	3
菲	Phe	85-01-8	3	3

续表

中文名	英文缩写	CAS 号	环数	致癌性
蒽	Ant	120-12-7	3	3
荧蒽	Fluo	206-44-0	4	3
芘	Pyr	129-00-0	4	3
䓛	Chr	218-01-9	4	2B
苯并 [a] 蒽	BaA	56-88-3	4	-
苯并 [b] 荧蒽	BbF	205-99-2	5	2B
苯并 [k] 荧蒽	BkF	207-08-9	5	2B
苯并 [a] 芘	BaP	50-32-8	5	1
二苯并 [a,h] 蒽	DahA	53-70-3	5	2A
苯并 [g,h,i] 芘	BghiP	191-24-2	6	3
茚并 [1,2,3-cd] 芘	IcdP	193-39-5	6	2B

化学物毒性参数及物质特性资料可以通过查询权威机构数据库获得。PAHs 由于具有毒性、遗传毒性、突变性和致癌性，对人体可造成多种危害，如对呼吸系统、循环系统、神经系统以及肝脏、肾脏造成损伤，被认定为影响人类健康的主要有机污染物。BaP 具有综合发育毒性非致癌效应，以及喉咽、气管、食管、前胃、鼻腔等部位鳞状细胞癌致癌效应，因而需分别评估 BaP 暴露人群的非致癌风险和致癌风险。

其次，要确认可能的接受者，即调查谁有可能接触到污染物。本案例中评估的污染物来自室外大气，几乎所有人群均有可能接触到大气中的 PAHs。

最后，确认可能的暴露途径，即分析存在哪些可能的暴露途径。暴露途径主要包括吸入途径、经口摄入途径、皮肤接触途径等。本案例主要考虑吸入途径。

综上所述，吸入大气 $PM_{2.5}$ 中 BaP 等多环芳烃具有致癌效应以及急性、短期、亚慢性和慢性非致癌效应。

为评估 N 市某地区室外大气 $PM_{2.5}$ 中多环芳烃污染状况及人群健康风险水平，需通过日常监测了解该地区大气 $PM_{2.5}$ 中 BaP 等 16 种 PAHs 的污染浓度水平。暴露浓度数据主要通过固定站点监测、模型模拟污染物浓度、个体采样暴露监测 3 种方式获取。本案例采用固定站点监测。该地区于 2016 年每月 10—17 日中采集大气环境中 $PM_{2.5}$ 颗粒物（每日 08：00 - 次日 07：00，连续采样 23h），进行 $PM_{2.5}$ 和 16 种 PAHs 成分的质量浓度测定，每种 PAHs 均可获得 95 个浓度数值，监测数据见表 4-2。

针对评估目的，本案例仅考虑评估长期暴露风险，因此在危害识别的过程中确认了多环芳烃的慢性非致癌效应及致癌效应两类健康效应，分别进行暴露 - 反应关系评估，即评估该地区成年人群经长期吸入途径暴露于大气 $PM_{2.5}$ 中多环芳烃污染的健康风险。

表 4-2　N 市某地区 2016 年大气 PM2.5 中多环芳烃监测浓度水平及检出限

采样日期	萘/(ng·m^{-3})	苊烯/(ng·m^{-3})	苊/(ng·m^{-3})	芴/(ng·m^{-3})	菲/(ng·m^{-3})	蒽/(ng·m^{-3})	荧蒽/(ng·m^{-3})	芘/(ng·m^{-3})	苯并[a]蒽/(ng·m^{-3})	苯并[b]荧蒽/(ng·m^{-3})	苯并[k]荧蒽/(ng·m^{-3})	苯并[a]芘/(ng·m^{-3})	二苯并[a,h]蒽/(ng·m^{-3})	苯并[g,h,i]苝/(ng·m^{-3})	茚并[1,2,3-cd]芘/(ng·m^{-3})
2016-1-10	< 0.2	< 0.2	< 0.2	< 0.2	0.64	0.65	< 0.20	0.70	0.40	0.48	0.45	0.81	0.57	0.76	1.24
2016-1-11	< 0.2	< 0.2	< 0.2	< 0.2	0.77	0.92	0.46	0.60	0.29	0.22	0.25	0.42	0.30	< 0.20	0.57
2016-1-12	< 0.2	< 0.2	< 0.2	< 0.2	0.89	1.11	< 0.20	1.31	0.71	0.6	0.61	1.01	0.73	0.97	1.43
2016-1-13	< 0.2	< 0.2	< 0.2	< 0.2	1.24	1.61	1.53	2.01	1.11	0.94	0.85	1.47	1.13	1.29	2.04
2016-1-14	< 0.2	< 0.2	< 0.2	< 0.2	1.29	1.98	1.67	4.76	3.26	2.68	2.00	3.49	2.47	2.82	4.34
2016-1-15	< 0.2	< 0.2	< 0.2	< 0.2	0.94	1.25	1.58	3.89	2.65	2.67	1.53	2.89	2.26	0.28	3.91
2016-1-16	< 0.2	< 0.2	< 0.2	< 0.2	0.47	0.59	< 0.20	0.78	0.40	0.45	0.42	0.71	0.47	0.79	1.10
2016-1-17	< 0.2	< 0.2	< 0.2	< 0.2	< 0.2	1.61	1.46	2.17	1.02	0.79	0.89	1.48	1.06	1.43	2.00
2016-2-15	< 0.2	< 0.2	< 0.2	< 0.2	1.04	1.11	0.89	1.08	0.61	0.63	0.44	0.70	0.72	1.15	0.76
2016-2-16	< 0.2	< 0.2	< 0.2	< 0.2	1.00	1.12	1.13	1.44	0.88	0.95	0.63	0.97	1.00	1.37	1.22
2016-2-17	< 0.2	< 0.2	< 0.2	< 0.2	1.16	1.43	1.01	1.05	0.47	0.43	0.44	0.68	0.57	1.02	0.93
2016-2-18	< 0.2	< 0.2	< 0.2	< 0.2	0.66	0.75	0.59	0.90	0.48	0.65	0.46	0.78	0.68	1.20	1.13
2016-2-19	< 0.2	< 0.2	< 0.2	< 0.2	0.94	1.15	1.02	1.42	0.79	0.84	0.71	1.19	1.07	1.62	1.70
2016-2-20	< 0.2	< 0.2	< 0.2	< 0.2	0.68	0.85	0.60	0.96	0.48	0.57	0.44	0.68	0.49	0.99	0.95
2016-2-21	< 0.2	< 0.2	< 0.2	< 0.2	0.46	0.54	0.35	0.46	0.23	0.22	0.20	0.32	0.26	0.48	0.40
2016-2-22	< 0.2	< 0.2	< 0.2	< 0.2	< 0.20	< 0.20	< 0.20	< 0.20	< 0.20	< 0.20	< 0.20	< 0.20	< 0.20	0.22	0.23
2016-3-10	< 0.2	< 0.2	< 0.2	< 0.2	< 0.20	0.65	0.80	0.71	0.37	0.21	0.30	0.53	0.43	0.50	0.74
2016-3-11	< 0.2	< 0.2	< 0.2	< 0.2	< 0.20	1.13	1.53	1.56	0.78	0.52	0.67	1.24	0.87	1.31	1.89

续表

采样日期	萘/(ng·m⁻³)	苊烯/(ng·m⁻³)	芴/(ng·m⁻³)	菲/(ng·m⁻³)	蒽/(ng·m⁻³)	荧蒽/(ng·m⁻³)	芘/(ng·m⁻³)	䓛/(ng·m⁻³)	苯并[a]蒽/(ng·m⁻³)	苯并[b]荧蒽/(ng·m⁻³)	苯并[k]荧蒽/(ng·m⁻³)	苯并[a]芘/(ng·m⁻³)	二苯并[a,h]蒽/(ng·m⁻³)	苯并[g,h,i]芘/(ng·m⁻³)	茚并[1,2,3-cd]芘/(ng·m⁻³)
2016-3-12	< 0.2	< 0.2	< 0.2	< 0.20	< 0.2	0.63	0.86	0.60	0.29	< 0.20	0.25	0.44	0.35	0.49	0.75
2016-3-13	< 0.2	< 0.2	< 0.2	< 0.20	< 0.2	0.48	0.53	0.37	< 0.20	< 0.20	0.20	0.33	0.25	0.33	0.55
2016-3-14	< 0.2	< 0.2	< 0.2	< 0.20	< 0.2	0.69	0.75	0.62	0.32	0.20	0.32	0.56	0.43	0.62	0.98
2016-3-15	< 0.2	< 0.2	< 0.2	< 0.20	< 0.2	0.35	0.51	0.31	< 0.20	< 0.20	< 0.20	0.30	0.24	0.43	0.53
2016-3-16	< 0.2	< 0.2	< 0.2	< 0.20	< 0.2	< 0.20	0.47	0.22	< 0.20	< 0.20	< 0.20	0.26	0.21	0.46	0.53
2016-3-17	< 0.2	< 0.2	< 0.2	< 0.20	< 0.2	0.21	1.17	0.65	0.32	0.23	0.45	0.74	0.56	0.94	1.52
2016-4-10	< 0.2	< 0.2	< 0.2	< 0.20	< 0.2	< 0.20	1.13	0.29	< 0.20	0.22	0.26	0.41	0.23	0.50	0.74
2016-4-11	< 0.2	< 0.2	< 0.2	< 0.20	< 0.2	< 0.20	< 0.20	< 0.20	< 0.20	< 0.20	< 0.20	< 0.20	< 0.20	< 0.20	0.21
2016-4-12	< 0.2	< 0.2	< 0.2	< 0.20	< 0.2	0.58	1.60	0.35	0.21	0.22	0.23	0.36	0.29	0.69	0.71
2016-4-13	< 0.2	< 0.2	< 0.2	< 0.20	< 0.2	< 0.20	1.38	0.47	< 0.20	< 0.20	< 0.20	0.43	< 0.20	0.78	0.94
2016-4-14	< 0.2	< 0.2	< 0.2	< 0.20	< 0.2	< 0.20	2.45	0.45	< 0.20	< 0.20	< 0.20	0.42	< 0.20	0.96	0.72
2016-4-15	< 0.2	< 0.2	< 0.2	< 0.20	< 0.2	< 0.20	1.34	< 0.20	< 0.20	< 0.20	< 0.20	< 0.20	< 0.20	< 0.20	0.22
2016-4-16	< 0.2	< 0.2	< 0.2	< 0.20	< 0.2	< 0.20	1.09	0.29	0.22	< 0.20	< 0.20	0.28	0.24	0.37	0.43
2016-4-17	< 0.2	< 0.2	< 0.2	< 0.20	< 0.2	< 0.20	1.39	< 0.20	< 0.20	< 0.20	< 0.20	< 0.20	< 0.20	< 0.20	0.22
2016-5-10	< 0.2	< 0.2	< 0.2	< 0.20	< 0.2	< 0.20	< 0.20	0.34	< 0.20	2.08	0.33	0.32	< 0.20	< 0.20	0.84
2016-5-11	< 0.2	< 0.2	< 0.2	< 0.20	< 0.2	< 0.20	< 0.20	< 0.20	< 0.20	0.79	< 0.20	< 0.20	< 0.20	< 0.20	0.29
2016-5-12	< 0.2	< 0.2	< 0.2	< 0.20	< 0.2	< 0.20	< 0.20	< 0.20	< 0.20	1.04	< 0.20	< 0.20	< 0.20	< 0.20	0.41
2016-5-13	< 0.2	< 0.2	< 0.2	< 0.20	< 0.2	< 0.20	< 0.20	< 0.20	< 0.20	1.04	< 0.20	< 0.20	< 0.20	< 0.20	0.51
2016-5-14	< 0.2	< 0.2	< 0.2	< 0.20	< 0.2	< 0.20	< 0.20	< 0.20	< 0.20	0.57	< 0.20	< 0.20	< 0.20	< 0.20	0.31

续表

采样日期	萘/ (ng·m⁻³)	苊烯/ (ng·m⁻³)	苊/ (ng·m⁻³)	芴/ (ng·m⁻³)	菲/ (ng·m⁻³)	蒽/ (ng·m⁻³)	荧蒽/ (ng·m⁻³)	芘/ (ng·m⁻³)	崫/ (ng·m⁻³)	苯并[a]蒽/ (ng·m⁻³)	苯并[b]荧蒽/ (ng·m⁻³)	苯并[k]荧蒽/ (ng·m⁻³)	苯并[a]芘/ (ng·m⁻³)	二苯并[a,h]蒽/ (ng·m⁻³)	苯并[g,h,i]苝/ (ng·m⁻³)	茚并[1,2,3-cd]芘/ (ng·m⁻³)
2016-5-15	< 0.2	< 0.2	< 0.2	< 0.2	< 0.20	0.21	< 0.20	< 0.20	< 0.20	< 0.20	1.29	0.22	0.27	< 0.20	< 0.20	0.56
2016-5-16	< 0.2	< 0.2	< 0.2	< 0.2	< 0.20	0.24	< 0.20	< 0.20	0.20	0.20	1.98	0.34	0.43	< 0.20	< 0.20	0.84
2016-5-17	< 0.2	< 0.2	< 0.2	< 0.2	< 0.20	< 0.20	< 0.20	< 0.20	< 0.20	< 0.20	1.58	< 0.20	< 0.20	< 0.20	< 0.20	0.69
2016-6-10	< 0.2	< 0.2	< 0.2	< 0.2	< 0.20	< 0.20	< 0.20	< 0.20	< 0.20	< 0.20	0.72	< 0.20	< 0.20	< 0.20	< 0.20	0.23
2016-6-11	< 0.2	< 0.2	< 0.2	< 0.2	< 0.20	< 0.20	< 0.20	< 0.20	< 0.20	< 0.20	0.98	< 0.20	< 0.20	< 0.20	< 0.20	0.44
2016-6-12	< 0.2	< 0.2	< 0.2	< 0.2	< 0.20	< 0.20	< 0.20	< 0.20	< 0.20	< 0.20	0.29	< 0.20	< 0.20	< 0.20	< 0.20	< 0.20
2016-6-13	< 0.2	< 0.2	< 0.2	< 0.2	< 0.20	< 0.20	< 0.20	< 0.20	< 0.20	< 0.20	0.49	< 0.20	< 0.20	< 0.20	< 0.20	< 0.20
2016-6-14	< 0.2	< 0.2	< 0.2	< 0.2	< 0.20	< 0.20	< 0.20	< 0.20	< 0.20	< 0.20	0.56	< 0.20	< 0.20	< 0.20	< 0.20	< 0.20
2016-6-15	< 0.2	< 0.2	< 0.2	< 0.2	< 0.20	< 0.20	< 0.20	< 0.20	< 0.20	< 0.20	1.88	< 0.20	< 0.20	< 0.20	< 0.20	0.61
2016-6-16	< 0.2	< 0.2	< 0.2	< 0.2	< 0.20	< 0.20	< 0.20	< 0.20	< 0.20	< 0.20	1.13	< 0.20	< 0.20	< 0.20	< 0.20	0.30
2016-6-17	< 0.2	< 0.2	< 0.2	< 0.2	< 0.20	< 0.20	< 0.20	< 0.20	< 0.20	< 0.20	0.83	< 0.20	< 0.20	< 0.20	< 0.20	0.32
2016-7-11	< 0.2	< 0.2	< 0.2	< 0.2	< 0.20	< 0.20	< 0.20	< 0.20	< 0.20	< 0.20	0.47	< 0.20	< 0.20	< 0.20	< 0.20	< 0.20
2016-7-12	< 0.2	< 0.2	< 0.2	< 0.2	< 0.20	< 0.20	< 0.20	< 0.20	< 0.20	< 0.20	0.48	< 0.20	< 0.20	< 0.20	< 0.20	< 0.20
2016-7-13	< 0.2	< 0.2	< 0.2	< 0.2	< 0.20	< 0.20	< 0.20	< 0.20	< 0.20	< 0.20	1.07	< 0.20	0.22	< 0.20	< 0.20	0.56
2016-7-14	< 0.2	< 0.2	< 0.2	< 0.2	< 0.20	< 0.20	< 0.20	< 0.20	< 0.20	< 0.20	1.16	< 0.20	0.25	< 0.20	< 0.20	0.68
2016-7-15	< 0.2	< 0.2	< 0.2	< 0.2	< 0.20	< 0.20	< 0.20	< 0.20	< 0.20	< 0.20	< 0.20	< 0.20	< 0.20	< 0.20	< 0.20	0.60
2016-7-16	< 0.2	< 0.2	< 0.2	< 0.2	< 0.20	< 0.20	< 0.20	< 0.20	< 0.20	< 0.20	< 0.20	< 0.20	< 0.20	< 0.20	< 0.20	0.52
2016-7-17	< 0.2	< 0.2	< 0.2	< 0.2	< 0.20	< 0.20	< 0.20	< 0.20	< 0.20	< 0.20	< 0.20	< 0.20	< 0.20	< 0.20	< 0.20	< 0.20
2016-7-18	< 0.2	< 0.2	< 0.2	< 0.2	< 0.20	< 0.20	< 0.20	< 0.20	< 0.20	< 0.20	< 0.20	< 0.20	< 0.20	< 0.20	< 0.20	0.23

续表

采样日期	萘/(ng·m⁻³)	苊烯/(ng·m⁻³)	芴/(ng·m⁻³)	苊/(ng·m⁻³)	菲/(ng·m⁻³)	蒽/(ng·m⁻³)	荧蒽/(ng·m⁻³)	芘/(ng·m⁻³)	䓛/(ng·m⁻³)	苯并[a]蒽/(ng·m⁻³)	苯并[b]荧蒽/(ng·m⁻³)	苯并[k]荧蒽/(ng·m⁻³)	苯并[a]芘/(ng·m⁻³)	二苯并[a,h]蒽/(ng·m⁻³)	苯并[g,h,i]花/(ng·m⁻³)	茚并[1,2,3-cd]芘/(ng·m⁻³)
2016-8-10	< 0.2	< 0.2	< 0.2	< 0.2	< 0.20	< 0.2	< 0.20	< 0.20	< 0.20	< 0.20	0.66	< 0.20	< 0.20	< 0.20	< 0.20	0.61
2016-8-11	< 0.2	< 0.2	< 0.2	< 0.2	< 0.20	< 0.2	< 0.20	< 0.20	< 0.20	< 0.20	0.40	< 0.20	< 0.20	< 0.20	< 0.20	0.30
2016-8-12	< 0.2	< 0.2	< 0.2	< 0.2	< 0.20	< 0.2	< 0.20	< 0.20	< 0.20	< 0.20	0.42	< 0.20	< 0.20	< 0.20	< 0.20	0.38
2016-8-13	< 0.2	< 0.2	< 0.2	< 0.2	< 0.20	< 0.2	< 0.20	< 0.20	< 0.20	< 0.20	0.35	< 0.20	< 0.20	< 0.20	< 0.20	0.27
2016-8-14	< 0.2	< 0.2	< 0.2	< 0.2	< 0.20	< 0.2	< 0.20	< 0.20	< 0.20	< 0.20	0.31	< 0.20	< 0.20	< 0.20	< 0.20	0.23
2016-8-15	< 0.2	< 0.2	< 0.2	< 0.2	< 0.20	< 0.2	< 0.20	< 0.20	< 0.20	< 0.20	0.37	< 0.20	< 0.20	< 0.20	< 0.20	0.27
2016-8-16	< 0.2	< 0.2	< 0.2	< 0.2	< 0.20	< 0.2	< 0.20	< 0.20	< 0.20	< 0.20	0.40	< 0.20	< 0.20	< 0.20	< 0.20	0.26
2016-8-17	< 0.2	< 0.2	< 0.2	< 0.2	< 0.20	< 0.2	< 0.20	< 0.20	< 0.20	< 0.20	0.29	< 0.20	< 0.20	< 0.20	< 0.20	0.20
2016-09-08	< 0.2	< 0.2	< 0.2	< 0.2	< 0.20	< 0.2	< 0.20	< 0.20	< 0.20	< 0.20	2.16	0.54	0.41	< 0.20	< 0.20	1.26
2016-09-09	< 0.2	< 0.2	< 0.2	< 0.2	< 0.20	< 0.2	< 0.20	< 0.20	< 0.20	< 0.20	0.87	0.23	0.20	< 0.20	< 0.20	0.41
2016-09-10	< 0.2	< 0.2	< 0.2	< 0.2	< 0.20	< 0.2	< 0.20	< 0.20	0.29	0.27	2.15	0.48	0.50	< 0.20	< 0.20	1.38
2016-09-12	< 0.2	< 0.2	< 0.2	< 0.2	< 0.20	< 0.2	< 0.20	< 0.20	< 0.20	< 0.20	1.14	0.28	0.27	< 0.20	< 0.20	0.61
2016-09-13	< 0.2	< 0.2	< 0.2	< 0.2	< 0.20	< 0.2	< 0.20	0.51	< 0.20	< 0.20	1.03	0.28	0.23	< 0.20	< 0.20	0.56
2016-09-14	< 0.2	< 0.2	< 0.2	< 0.2	< 0.20	< 0.2	< 0.20	< 0.20	< 0.20	< 0.20	0.53	< 0.20	< 0.20	< 0.20	< 0.20	0.31
2016-09-15	< 0.2	< 0.2	< 0.2	< 0.2	< 0.20	< 0.2	< 0.20	< 0.20	< 0.20	< 0.20	0.70	0.21	0.21	< 0.20	< 0.20	0.56
2016-10-10	< 0.2	< 0.2	< 0.2	< 0.2	< 0.20	< 0.2	< 0.20	< 0.20	< 0.20	< 0.20	0.77	0.22	0.21	< 0.20	< 0.20	0.47
2016-10-11	< 0.2	< 0.2	< 0.2	< 0.2	< 0.20	< 0.2	< 0.20	< 0.20	< 0.20	< 0.20	0.69	0.20	< 0.20	< 0.20	< 0.20	0.34
2016-10-12	< 0.2	< 0.2	< 0.2	< 0.2	< 0.20	< 0.2	< 0.20	< 0.20	< 0.20	< 0.20	1.10	0.27	0.25	< 0.20	< 0.20	0.45
2016-10-13	< 0.2	< 0.2	< 0.2	< 0.2	< 0.20	< 0.2	< 0.20	< 0.20	< 0.20	< 0.20	1.41	0.34	0.32	< 0.20	< 0.20	0.82
2016-10-14	< 0.2	< 0.2	< 0.2	< 0.2	< 0.20	< 0.2	< 0.20	< 0.20	< 0.20	< 0.20	3.55	0.75	0.97	< 0.20	< 0.20	1.87

续表

采样日期	萘 /(ng·m^{-3})	苊烯 /(ng·m^{-3})	苊 /(ng·m^{-3})	芴 /(ng·m^{-3})	菲 /(ng·m^{-3})	蒽 /(ng·m^{-3})	荧蒽 /(ng·m^{-3})	芘 /(ng·m^{-3})	屈 /(ng·m^{-3})	苯并[a]蒽 /(ng·m^{-3})	苯并[b]荧蒽 /(ng·m^{-3})	苯并[k]荧蒽 /(ng·m^{-3})	苯并[a]芘 /(ng·m^{-3})	二苯并[a,h]蒽 /(ng·m^{-3})	苯并[g,h,i]花 /(ng·m^{-3})	茚并[1,2,3-cd]芘 /(ng·m^{-3})
2016-10-15	< 0.2	< 0.2	< 0.2	< 0.2	< 0.20	< 0.2	< 0.20	< 0.20	< 0.20	< 0.20	3.80	0.82	0.84	< 0.20	< 0.20	2.07
2016-10-16	< 0.2	< 0.2	< 0.2	< 0.2	< 0.20	< 0.2	< 0.20	< 0.20	0.27	0.24	2.13	0.43	0.37	< 0.20	< 0.20	0.93
2016-10-17	< 0.2	< 0.2	< 0.2	< 0.2	< 0.20	< 0.2	< 0.20	< 0.20	0.25	0.31	2.13	0.37	0.36	< 0.20	< 0.20	0.87
2016-11-10	< 0.2	< 0.2	< 0.2	< 0.2	< 0.20	< 0.2	< 0.20	< 0.20	1.06	0.68	7.67	1.06	1.54	< 0.20	< 0.20	2.97
2016-11-11	< 0.2	< 0.2	< 0.2	< 0.2	< 0.20	< 0.2	< 0.20	< 0.20	0.21	< 0.20	1.71	< 0.20	< 0.20	< 0.20	< 0.20	0.51
2016-11-12	< 0.2	< 0.2	< 0.2	< 0.2	< 0.20	< 0.2	< 0.20	< 0.20	0.40	0.22	3.03	0.35	0.50	< 0.20	< 0.20	1.20
2016-11-13	< 0.2	< 0.2	< 0.2	< 0.2	< 0.20	< 0.2	< 0.20	< 0.20	0.84	0.40	5.36	0.76	0.99	< 0.20	< 0.20	2.32
2016-11-14	< 0.2	< 0.2	< 0.2	< 0.2	< 0.20	< 0.2	< 0.20	< 0.20	0.55	0.24	3.96	0.44	0.43	< 0.20	< 0.20	1.24
2016-11-15	< 0.2	< 0.2	< 0.2	< 0.2	< 0.20	< 0.2	< 0.20	< 0.20	0.24	< 0.20	2.32	0.22	0.36	< 0.20	< 0.20	0.76
2016-11-16	< 0.2	< 0.2	< 0.2	< 0.2	< 0.20	< 0.2	< 0.20	< 0.20	< 0.20	< 0.20	1.30	< 0.20	< 0.20	< 0.20	< 0.20	0.33
2016-11-17	< 0.2	< 0.2	< 0.2	< 0.2	< 0.20	< 0.2	< 0.20	< 0.20	0.21	< 0.20	2.11	< 0.20	0.24	< 0.20	< 0.20	0.98
2016-12-10	< 0.2	< 0.2	< 0.2	< 0.2	< 0.20	< 0.2	< 0.20	< 0.20	0.44	< 0.20	2.90	0.29	0.55	< 0.20	< 0.20	0.98
2016-12-11	< 0.2	< 0.2	< 0.2	< 0.2	< 0.20	< 0.2	< 0.20	< 0.20	0.88	0.58	5.73	0.78	1.53	< 0.20	1.50	2.27
2016-12-12	< 0.2	< 0.2	< 0.2	< 0.2	< 0.20	< 0.2	< 0.20	< 0.20	1.38	0.56	8.10	1.02	1.19	< 0.20	1.98	2.47
2016-12-13	< 0.2	< 0.2	< 0.2	< 0.2	< 0.20	< 0.2	< 0.20	< 0.20	0.41	< 0.20	3.13	0.30	0.39	< 0.20	1.02	1.00
2016-12-14	< 0.2	< 0.2	< 0.2	< 0.2	< 0.20	< 0.2	< 0.20	< 0.20	0.92	0.40	4.53	0.48	0.70	< 0.20	< 0.20	1.34
2016-12-15	< 0.2	< 0.2	< 0.2	< 0.2	< 0.20	< 0.2	< 0.20	< 0.20	1.96	0.92	7.93	1.07	1.46	< 0.20	1.63	2.27
2016-12-16	< 0.2	< 0.2	< 0.2	< 0.2	< 0.20	< 0.2	< 0.20	< 0.20	2.12	1.17	8.81	1.24	1.92	< 0.20	2.00	2.81
2016-12-17	< 0.2	< 0.2	< 0.2	< 0.2	< 0.20	< 0.2	< 0.20	< 0.20	1.01	0.55	6.80	0.70	1.38	< 0.20	< 0.20	2.37
检出限	0.2	0.2	0.2	0.2	0.20	0.2	0.20	0.20	0.20	0.20	0.20	0.20	0.20	0.20	0.20	0.20

三、暴露 - 反应评估

暴露 - 反应评估的目的是获取污染物的毒理学数据。通过确定化学物质适合于人体的剂量 - 反应关系曲线，得到人群在给定暴露剂量下的毒理学数据。非致癌效应对应的毒理学参数是参考剂量（RfD）或参考浓度（RfC），致癌效应对应的毒理学参数是斜率因子（SF）或吸入单元风险（IUR）。

RfD 是通过经口摄入途径进入人体的参考指标，RfC 是通过吸入途径进入人体的参考指标。二者是由 US EPA 首先提出的非致癌效应毒理学评估系数，用于非致癌物的健康风险评估。作为人群（包括敏感人群）持续性暴露环境介质中化学物质的日均最高剂量的估计值，RfD 和 RfC 相当于安全剂量，也就是说终身暴露于此浓度水平以下不太可能出现可检测到的有害效应。本案例主要使用 RfC 进行非致癌效应健康风险评估。

SF 是通过经口摄入途径进入人体的参考指标，IUR 是通过吸入途径进入人体的参考指标。二者是致癌效应的毒理学评估系数，用于致癌物的健康风险评估。SF 和 IUR 是定量表征暴露 - 反应关系的毒理学数值，即斜率。

获取暴露 - 反应关系毒理学数值是开展风险评估的关键，但通常不需要为此专门通过人群流行病学调查或动物实验获取，多数参数可以直接在一些权威机构的毒理学数据库中查询，如可以从 IRIS 查询 BaP 毒理学数据。

16 种多环芳烃中，只查到 BaP 的毒理学参数值：吸入 BaP 的综合发育毒性参考值（RfC）为 $2 \times 10^{-6} \text{mg/m}^3$，喉咽、气管、食管、前胃、鼻腔等的鳞状细胞癌致癌毒性参考值（IUR）为 $6 \times 10^{-4} \mu\text{g/m}^3$。其他 15 种多环芳烃的处理将在暴露评价部分详细介绍。

四、暴露评价

暴露评价通常分为内暴露评价和外暴露评价。内暴露评价的基础是内暴露剂量 - 反应关系。本案例主要涉及外暴露评价。

暴露评价的主要目的是定量估算暴露量，主要任务是明确暴露途径、暴露参数、暴露浓度，分别计算不同暴露途径下的暴露量，合并后最终获得总暴露量。

1. 暴露途径　本案例中，暴露途径主要是通过大气吸入途径。

2. 暴露参数　可通过查询 US EPA 发布的《暴露手册》（*Exposure Factor Handbook*）获得。《暴露手册》总结了各种暴露因子，但很多数据不适用于中国人群。2014 年起，我国生态环境部（原环境保护部）陆续发布了《中国人群暴露参数手册》成人卷和儿童卷，查询该手册或相关文献可获得暴露参数（按照性别、年龄、城乡、地区、省份等因素划分）。另外，通过人群出行模式调查也可获得相关暴露参数，如国家卫生健康委员会牵头实施的"雾霾人群健康影响监测"项目开展了大量的社区居民出行模式调查，从此调查结果中亦可获取需要的空气污染物吸入途径暴露参数。

3. 暴露浓度　本案例主要通过固定站点监测的形式来获取暴露浓度值。监测结果分析可知：在有效监测天数（95d）中，$PM_{2.5}$ 质量浓度有 19d 超过我国环境空气质量标准限值中的二级标准（$75\mu\text{g/m}^3$），超标率为 20.0%；$PM_{2.5}$ 年均质量浓度 0.054mg/m^3 是标准限值（35μg/m³）的 1.54 倍。PM$_{2.5}$ 中 16 种 PAHs 每日总质量浓度为 1.60～31.26ng/m³，平均 6.11ng/m³。BaP 日质量浓度介于未检出（no detect，ND）至 3.49ng/m³ 之间，平均 0.50ng/m³；有 2d 超过我国环境空气质量标准（0.002 5μg/m³），占全年有效检测天数的 2.1%。暴露浓度通常采用该时间段内污染物的平均浓度值 [本案例中 PM$_{2.5}$ 和 PAHs 质量浓度取年均值、中位数进行描述性分析，质量浓度低至未检出的物质均采用其检测方法最低检出质量浓度的 1/2 进行统计（表 4-3）]；也可以采用某污染物日质量浓度百分比分布图来展示，后者比具体的点值浓度展示的信息量更大。本案例数据描述性分析和统计学检验均采用 SPSS 17.0 统计软件完成，绘图采用 Excel 2010 完成。

表 4-3　2016 年大气 PM$_{2.5}$ 及其 PAHs 浓度分布（$n = 95$）

成分	$\bar{X} \pm s$	最小值	中位数	最大值	浓度限值
PM$_{2.5}$/（mg·m⁻³）	0.054 ± 0.030	0.013	0.046	0.162	0.035
萘 /（ng·m⁻³）	0.10 ± 0.00	0.10	0.10	0.10	
苊烯 /（ng·m⁻³）	0.10 ± 0.00	0.10	0.10	0.10	
苊 /（ng·m⁻³）	0.10 ± 0.00	0.10	0.10	0.10	
芴 /（ng·m⁻³）	0.10 ± 0.00	0.10	0.10	0.10	
菲 /（ng·m⁻³）	0.21 ± 0.29	0.10	0.10	1.29	
蒽 /（ng·m⁻³）	0.10 ± 0.00	0.10	0.10	0.10	
荧蒽 /（ng·m⁻³）	0.30 ± 0.42	0.10	0.10	1.98	
芘 /（ng·m⁻³）	0.38 ± 0.52	0.10	0.10	2.45	
䓛 /（ng·m⁻³）	0.52 ± 0.76	0.10	0.21	4.76	
苯并 [a] 荧蒽 /（ng·m⁻³）	0.30 ± 0.47	0.10	0.10	3.26	
苯并 [b] 荧蒽 /（ng·m⁻³）	1.47 ± 1.92	0.10	0.72	8.81	
苯并 [k] 荧蒽 /（ng·m⁻³）	0.34 ± 0.34	0.10	0.22	2.00	
苯并 [a] 芘 /（ng·m⁻³）	0.50 ± 0.58	0.10	0.30	3.49	1.00
二苯并 [a,h] 蒽 /（ng·m⁻³）	0.26 ± 0.40	0.10	0.10	2.47	
苯并 [g,h,i] 苝 /（ng·m⁻³）	0.41 ± 0.55	0.10	0.10	2.82	
茚并 [1,2,3-cd] 芘 /（ng·m⁻³）	0.91 ± 0.82	0.10	0.61	4.34	
总 PAHs/（ng·m⁻³）	6.11 ± 5.35	1.60	3.89	31.26	

目前 US EPA 仅研究了 BaP 的吸入单元风险（*IUR*）和吸入参考浓度（*RfC*），其他多环芳烃污染物需以 BaP 作为参照的毒性等效因子（toxic equivalency factor，*TEF*）计算毒性当量（toxic equivalent quantity，*TEQ*）。16 种多环芳烃毒性当量（*TEQ$_s$*）为 16 种多环芳烃等效因子（*TEQ$_i$*）的加和，而某组分等效浓度为大气中该组分的浓度（ρ_i）乘以其等效因子（*TEF$_i$*），计算公式如下：

$$TEQ_s = \sum TEQ_i = \sum \rho_i \times TEF_i$$

查询文献资料得到：萘、苊烯、芴、苊、菲、荧蒽、芘的 TEF 值为 0.001；蒽、䓛、苯并 [g，h，i] 芘的 TEF 值为 0.01；苯并 [a] 荧蒽、苯并 [b] 荧蒽、苯并 [k] 荧蒽、茚并 [1，2，3-cd] 芘的 TEF 值为 0.1；二苯并 [a，h] 蒽的 TEF 值为 5；苯并 [a] 芘的 TEF 值为 1。因而可以分别计算出 16 种非致癌效应（TEQ_{16}）和 7 种致癌效应（TEQ_7）的 PAHs 毒性当量值（表 4-4）。

表 4-4 不同采样日 PAHs 毒性当量值（TEQ_s 值）

采样日期	TEQ_{16}	TEQ_7	采样日期	TEQ_{16}	TEQ_7
2016-1-10	3.93	3.88	2016-7-11	0.68	0.67
2016-1-11	2.06	2.03	2016-7-12	0.68	0.67
2016-1-12	5.02	4.94	2016-7-13	0.91	0.89
2016-1-13	7.65	7.52	2016-7-14	0.96	0.95
2016-1-14	17.15	16.79	2016-7-15	0.69	0.68
2016-1-15	15.31	15.04	2016-7-16	0.69	0.67
2016-1-16	3.32	3.26	2016-7-17	0.64	0.63
2016-1-17	7.29	7.17	2016-7-18	0.66	0.64
2016-2-15	4.57	4.49	2016-8-10	0.75	0.74
2016-2-16	6.37	6.26	2016-8-11	0.69	0.68
2016-2-17	3.78	3.72	2016-8-12	0.70	0.69
2016-2-18	4.48	4.41	2016-8-13	0.69	0.67
2016-2-19	6.98	6.88	2016-8-14	0.68	0.67
2016-2-20	3.40	3.34	2016-8-15	0.69	0.68
2016-2-21	1.74	1.71	2016-8-16	0.69	0.68
2016-2-22	0.66	0.64	2016-8-17	0.67	0.66
2016-3-10	2.86	2.81	2016-9-8	1.32	1.31
2016-3-11	6.01	5.91	2016-9-9	0.86	0.85
2016-3-12	2.34	2.31	2016-9-10	1.43	1.40
2016-3-13	1.68	1.67	2016-9-12	0.99	0.97
2016-3-14	2.91	2.87	2016-9-13	0.93	0.92
2016-3-15	1.59	1.58	2016-9-14	0.71	0.70
2016-3-16	1.40	1.39	2016-9-15	0.87	0.86
2016-3-17	3.81	3.77	2016-10-10	0.87	0.86
2016-4-10	1.70	1.69	2016-10-11	0.74	0.72
2016-4-11	0.65	0.64	2016-10-12	0.95	0.93

采样日期	TEQ$_{16}$	TEQ$_7$	采样日期	TEQ$_{16}$	TEQ$_7$
2016-4-12	1.96	1.93	2016-10-13	1.09	1.08
2016-4-13	1.07	1.05	2016-10-14	2.10	2.09
2016-4-14	1.04	1.02	2016-10-15	2.02	2.01
2016-4-15	0.66	0.64	2016-10-16	1.25	1.22
2016-4-16	1.57	1.55	2016-10-17	1.23	1.20
2016-4-17	0.66	0.64	2016-11-10	3.29	3.22
2016-5-10	1.16	1.15	2016-11-11	0.85	0.83
2016-5-11	0.73	0.72	2016-11-12	1.49	1.46
2016-5-12	0.77	0.76	2016-11-13	2.39	2.34
2016-5-13	0.78	0.77	2016-11-14	1.53	1.50
2016-5-14	0.71	0.70	2016-11-15	1.21	1.19
2016-5-15	0.99	0.98	2016-11-16	0.79	0.77
2016-5-16	1.27	1.25	2016-11-17	1.07	1.06
2016-5-17	0.85	0.84	2016-12-10	1.48	1.47
2016-6-10	0.72	0.71	2016-12-11	2.99	2.92
2016-6-11	0.77	0.75	2016-12-12	2.94	2.86
2016-6-12	0.66	0.65	2016-12-13	1.36	1.34
2016-6-13	0.68	0.67	2016-12-14	1.89	1.84
2016-6-14	0.69	0.68	2016-12-15	3.22	3.11
2016-6-15	0.87	0.86	2016-12-16	3.87	3.73
2016-6-16	0.77	0.75	2016-12-17	2.93	2.88
2016-6-17	0.74	0.73			

4. **暴露量计算**　暴露途径和环境介质不同，暴露量的计算也有所不同。

成年人群暴露量计算公式如下：

吸入途径：$EC = （CA \times EF \times ED \times ET）/AT$

经口摄入途径：$EC = （CA \times EF \times ED \times IR）/（AT \times BW）$

皮肤接触途径：$EC = （DA \times EV \times EF \times ED \times SA）/（AT \times BW）$

式中，EC 为日均暴露量；CA 为污染物浓度；EF 为暴露频率，取值为 365d/y；ED 为暴露持续时间，以 US EPA 统计的人群在某地居住的时间上限 30 年计；ET 为暴露时间，取值为 24h/d；AT 为平均时间（致癌效应评估时以 US EPA 推荐的人一生寿命 70 年计，非致癌效应评估时取值同 ED，按 30 年计）；IR 为经口摄入率；BW 为体重；DA 为平均单次事件吸收量；EV 为暴露事件频率；SA 为皮肤接触暴露面积。需注意：当评估儿童等特殊人群时宜使用呼吸速率和体重进行调整。

本案例采用吸入途径暴露量计算公式：$EC = (CA \times EF \times ED \times ET)/AT$。式中，$CA$ 为总等效浓度，即本案例的 TEQ_8；EF 为暴露频率，取值为 365d/y；ED 为暴露持续时间，以 US EPA 统计的人群在某地居住的时间上限 30 年计；ET 为暴露时间，取值为 24h/d；AT 为平均时间（致癌效应评估时以 US EPA 推荐的人的一生寿命 70 年计，非致癌效应评估时取值同 ED，按 30 年计）。

五、风险特征描述

风险特征描述的目的是分析风险性质、大小及不确定性，主要包括致癌风险特征、非致癌风险特征、不确定性分析。

（一）致癌风险和非致癌风险

致癌风险计算公式为 $Risk = EC \times IUR$。式中，$Risk$ 为致癌风险；EC 为暴露的质量浓度（μg/m³）；IUR 为吸入单元风险（μg/m³）。终身致癌风险 $< 10^{-6}$，可认为引起癌症的风险较低；终身致癌风险为 $10^{-6} \sim 10^{-4}$，可认为存在一定癌症风险；终身致癌风险 $> 10^{-4}$，可认为其引起癌症的风险较高。（注："10^{-6}"的含义是在某地区因某物质暴露，100 万人中有 1 人有患癌的可能。）

非致癌风险计算公式为 $HQ = EC/(RfC \times 10^3)$。式中，$HQ$ 为危害商；EC 为暴露的质量浓度（μg/m³）；RfC 为参考浓度（mg/m³）。危害商 < 1，表示预期将不会造成显著损害，暴露低于会产生不良反应的阈值；危害商 $\geqslant 1$，表示暴露剂量超过阈值，可能产生毒性。危害商越大，风险越大。

风险定量包括定值评估和概率评估两种形式。其中，定值评估使用得较多，计算容易，用点值来表示，结果较单一；概率评估使用得较少，计算较难，用分布来表示，结果信息量更丰富。

本案例 $PM_{2.5}$ 中 PAHs 总致癌风险评估计算结果如下：EC 为 0.89ng/m³，TEQ_7 为 2.08ng/m³，IUR 为 0.000 6μg/m³，EF 为 365d/y，ED 为 30y，ET 为 24h/d，AT 为 70y，$Risk$ 为 0.54×10^{-6}；非致癌风险评估计算值：EC 为 2.11ng/m³，TEQ_{16} 为 2.11ng/m³，RfC 为 0.000 002mg/m³，EF 为 365d/y，ED 为 30y，ET 为 24h/d，AT 为 30y，HQ 为 1.06。根据有效天数内 16 种 PAHs 总等效平均浓度点值评估发现：该区域居民通过吸入途径暴露 $PM_{2.5}$ 中 16 种 PAHs 的总致癌风险（$Risk$）为 0.54×10^{-6}（$< 1 \times 10^{-6}$），提示该区域居民在目前接触水平下无致癌风险；总非致癌风险（HQ）为 1.06（> 1），提示该区域居民在目前接触水平下有非致癌健康风险。

根据 16 种 PAHs 每日总等效浓度进行评估，并计算健康风险百分比分布，发现：有 11.8% 按日均浓度计算的总致癌风险（$Risk$）高于参考值（1×10^{-6}），存在致癌风险；有 29.8% 按日均浓度计算的总非致癌风险（HQ）高于参考值（1），存在非致癌健康风险。$PM_{2.5}$ 中 PAHs 总非致癌风险和致癌风险概率百分比计算值详见表 4-5、图 4-1、图 4-2。

表 4-5 概率评估的风险计算

采样日期	Risk	HQ	百分比	采样日期	Risk	HQ	百分比
2016-1-10	9.99×10^{-7}	1.00	89.30%	2016-7-11	1.72×10^{-7}	0.17	9.50%
2016-1-11	5.22×10^{-7}	0.52	72.30%	2016-7-12	1.72×10^{-7}	0.17	10.60%
2016-1-12	1.27×10^{-6}	1.27	92.50%	2016-7-13	2.30×10^{-7}	0.23	40.40%
2016-1-13	1.93×10^{-6}	1.93	97.80%	2016-7-14	2.43×10^{-7}	0.24	43.60%
2016-1-14	4.32×10^{-6}	4.32	100.00%	2016-7-15	1.75×10^{-7}	0.18	18.00%
2016-1-15	3.87×10^{-6}	3.87	98.90%	2016-7-16	1.73×10^{-7}	0.17	12.70%
2016-1-16	8.40×10^{-7}	0.84	84.00%	2016-7-17	1.62×10^{-7}	0.16	0.00%
2016-1-17	1.84×10^{-6}	1.84	96.80%	2016-7-18	1.66×10^{-7}	0.17	4.20%
2016-2-15	1.16×10^{-6}	1.16	91.40%	2016-8-10	1.90×10^{-7}	0.19	27.60%
2016-2-16	1.61×10^{-6}	1.61	94.60%	2016-8-11	1.75×10^{-7}	0.18	18.00%
2016-2-17	9.57×10^{-7}	0.96	86.10%	2016-8-12	1.78×10^{-7}	0.18	20.20%
2016-2-18	1.13×10^{-6}	1.13	90.40%	2016-8-13	1.73×10^{-7}	0.17	12.70%
2016-2-19	1.77×10^{-6}	1.77	95.70%	2016-8-14	1.71×10^{-7}	0.17	8.50%
2016-2-20	8.58×10^{-7}	0.86	85.10%	2016-8-15	1.74×10^{-7}	0.17	14.80%
2016-2-21	4.39×10^{-7}	0.44	68.00%	2016-8-16	1.74×10^{-7}	0.17	15.90%
2016-2-22	1.66×10^{-7}	0.17	4.20%	2016-8-17	1.70×10^{-7}	0.17	7.40%
2016-3-10	7.23×10^{-7}	0.72	76.50%	2016-9-8	3.36×10^{-7}	0.34	56.30%
2016-3-11	1.52×10^{-6}	1.52	93.60%	2016-9-9	2.19×10^{-7}	0.22	36.10%
2016-3-12	5.93×10^{-7}	0.59	74.40%	2016-9-10	3.61×10^{-7}	0.36	59.50%
2016-3-13	4.29×10^{-7}	0.43	65.90%	2016-9-12	2.50×10^{-7}	0.25	44.60%
2016-3-14	7.37×10^{-7}	0.74	78.70%	2016-9-13	2.37×10^{-7}	0.24	41.40%
2016-3-15	4.05×10^{-7}	0.41	64.80%	2016-9-14	1.79×10^{-7}	0.18	21.20%
2016-3-16	3.56×10^{-7}	0.36	58.50%	2016-9-15	2.21×10^{-7}	0.22	38.20%
2016-3-17	9.69×10^{-7}	0.97	88.20%	2016-10-10	2.20×10^{-7}	0.22	37.20%
2016-4-10	4.33×10^{-7}	0.43	67.00%	2016-10-11	1.86×10^{-7}	0.19	25.50%
2016-4-11	1.65×10^{-7}	0.17	1.00%	2016-10-12	2.40×10^{-7}	0.24	42.50%
2016-4-12	4.96×10^{-7}	0.50	70.20%	2016-10-13	2.77×10^{-7}	0.28	50.00%
2016-4-13	2.70×10^{-7}	0.27	47.80%	2016-10-14	5.37×10^{-7}	0.54	73.40%
2016-4-14	2.61×10^{-7}	0.26	46.80%	2016-10-15	5.17×10^{-7}	0.52	71.20%
2016-4-15	1.65×10^{-7}	0.17	2.10%	2016-10-16	3.14×10^{-7}	0.31	54.20%
2016-4-16	3.98×10^{-7}	0.40	63.80%	2016-10-17	3.08×10^{-7}	0.31	53.10%
2016-4-17	1.65×10^{-7}	0.17	2.10%	2016-11-10	8.28×10^{-7}	0.83	82.90%
2016-5-10	2.95×10^{-7}	0.30	51.00%	2016-11-11	2.15×10^{-7}	0.21	34.00%

续表

采样日期	Risk	HQ	百分比	采样日期	Risk	HQ	百分比
2016-5-11	1.85×10^{-7}	0.18	24.40%	2016-11-12	3.76×10^{-7}	0.38	60.60%
2016-5-12	1.94×10^{-7}	0.19	30.80%	2016-11-13	6.02×10^{-7}	0.60	75.50%
2016-5-13	1.97×10^{-7}	0.20	31.90%	2016-11-14	3.86×10^{-7}	0.39	62.70%
2016-5-14	1.80×10^{-7}	0.18	22.30%	2016-11-15	3.07×10^{-7}	0.31	52.10%
2016-5-15	2.52×10^{-7}	0.25	45.70%	2016-11-16	1.99×10^{-7}	0.20	32.90%
2016-5-16	3.21×10^{-7}	0.32	55.30%	2016-11-17	2.73×10^{-7}	0.27	48.90%
2016-5-17	2.16×10^{-7}	0.22	35.10%	2016-12-10	3.78×10^{-7}	0.38	61.70%
2016-6-10	1.82×10^{-7}	0.18	23.40%	2016-12-11	7.50×10^{-7}	0.75	80.80%
2016-6-11	1.94×10^{-7}	0.19	28.70%	2016-12-12	7.36×10^{-7}	0.74	77.60%
2016-6-12	1.67×10^{-7}	0.17	6.30%	2016-12-13	3.44×10^{-7}	0.34	57.40%
2016-6-13	1.72×10^{-7}	0.17	11.70%	2016-12-14	4.74×10^{-7}	0.47	69.10%
2016-6-14	1.74×10^{-7}	0.17	15.90%	2016-12-15	7.99×10^{-7}	0.80	81.90%
2016-6-15	2.21×10^{-7}	0.22	39.30%	2016-12-16	9.58×10^{-7}	0.96	87.20%
2016-6-16	1.94×10^{-7}	0.19	29.70%	2016-12-17	7.40×10^{-7}	0.74	79.70%
2016-6-17	1.87×10^{-7}	0.19	26.50%				

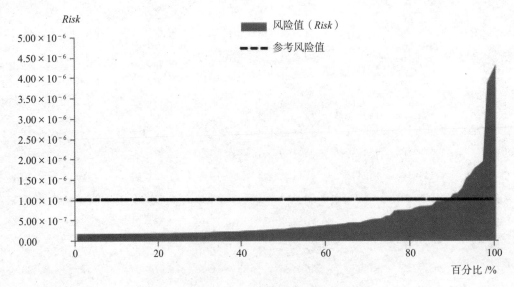

图 4-1　PM$_{2.5}$ 中 PAHs 总致癌风险百分比分布

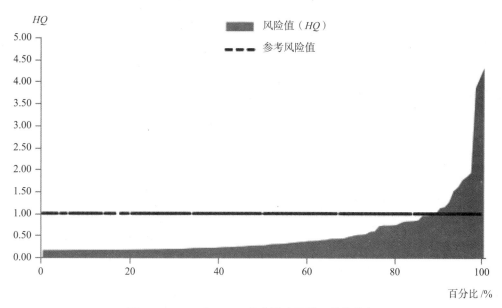

图 4-2　PM$_{2.5}$ 中 PAHs 总非致癌风险百分比分布

（二）不确定性分析

即使应用最准确的数据和最精密的模型，在评价过程中也会存在不确定性。不确定性分为以下几种：①不能准确测量的变量（可能由于仪器限制或测量中的变化造成定量不准）；②模型运用过程中的不确定性，包括将动物模型实验结果外推并应用于人体致癌效应上以及用计算机模型来预测环境中化学物质的传输等。

污染物浓度测量的不确定性：本案例仅设立 1 个城区监测点且非每日采样，因此监测点 PM$_{2.5}$ 及其 PAHs 污染浓度与该点所在城区污染浓度可能存在一定偏差。由于在 PM$_{2.5}$ 采样、运输、保存及多环芳烃测定过程中存在不确定性，造成环境空气中多环芳烃的浓度存在不确定性；环境空气中多环芳烃的浓度随时间变化而变化，以年平均浓度以及 95 分位数计算，都存在一定不确定性。

参数选择的不确定性：PAHs 种类繁多，US EPA 及相关研究人员对其 *RfC* 和 *IUR* 研究有限。在大部分 PAHs 组分缺少毒性参数资料（*RfC* 和 *IUR*）的情况下，本研究采用 TEF 估算 PAHs 的等效质量浓度，来进行 16 种 PAHs 总健康风险的评估。这个过程没有考虑 PAHs 对健康影响是否具有联合作用，对评估结果有一定影响。此外，超额致癌风险计算过程中使用的毒性值来源于动物实验，外推到人存在不确定性，进而使得人群的致癌性评估结果存在不确定性。

暴露量计算的不确定性：本案例未测定多环芳烃的室内浓度，直接以环境空气的多环芳烃浓度计算终身暴露量，导致暴露量存在不确定性。不同年龄、性别的人群以及人群中的个体差异，造成对环境空气中多环芳烃的敏感性不同、暴露量不同，导致暴露量计算和致癌评估结果存在不确定性。此外，暴露量计算公式中使用的暴露参数本身存在不确定性。

六、结论

通过健康风险评估，评估人员认为该监测区域存在大气 $PM_{2.5}$ 污染，人群通过吸入途径暴露于 $PM_{2.5}$ 中 PAHs 致癌风险低（ $Risk = 0.54 \times 10^{-6}$ ），但存在非致癌风险（ $HQ = 1.06$ ）。建议加强对多环芳烃等对居民健康影响较大的污染物排放来源的研究与控制，进而采取从源头上控制污染物排放总量、调整能源结构等措施治理大气污染；建议继续开展大气环境中多环芳烃的监测和健康风险评估等。

思考题及参考答案

1. 大气多环芳烃污染来源主要有哪些？

大气多环芳烃污染主要来源于工业污染物排放，与金属冶炼、燃煤、垃圾焚烧和燃油等有关；北方冬季采暖期采用煤炭燃烧供暖，燃煤污染排放也是大气多环芳烃污染的重要来源；另外，随着机动车数量激增，汽油燃料燃烧排放也成为城市和农村大气多环芳烃的另一个主要来源。

2. 我国《环境空气质量标准》是什么？ $PM_{2.5}$ 和 BaP 年平均二级浓度限值分别是多少？

由原国家环境保护部和国家质量监督检验检疫总局联合发布的《环境空气质量标准》于 2016 年 1 月 1 日起在全国范围内全面实施。该标准共涵盖 15 项污染物指标，包括 PM_{10}、$PM_{2.5}$、SO_2、NO_2、CO、O_3 六项基本指标、TSP、NOx、Pb、BaP 四项其他项目和 Cd、Hg、As、Cr（Ⅵ）、F 五项参考项目。

$PM_{2.5}$ 和 BaP 年平均二级浓度限值分别是 $35\mu g/m^3$ 和 $0.001\mu g/m^3$。

3. 如何开展基于大气污染物毒性资料的人群健康风险评估？主要步骤是什么？

据《化学物质环境健康风险评估技术指南》（WS 777—2021），在无人群资料时，可利用大气污染物浓度和毒性资料进行健康风险评估。标准中绘制了人群健康风险评估流程——基于 US EPA 的健康风险评估"四步法"（包括危害识别、暴露 - 反应评估、暴露评估、风险特征）。

4. 如何识别环境介质中是否存在可能危害人群健康的化学物质？

主要从是否存在危害、确认可能的接受者、确认可能的暴露途径 3 个方面识别是否存在可能危害人群健康的化学物。

（1）是否存在危害：基于监测数据和文献资料，了解污染物浓度水平，甄别潜在污染物（背景浓度、标准限值），并确认其对人体健康的影响（包括人群流行病学资料、临床试验、动物实验等毒理学相关资料）。

（2）确认可能的接受者：调查谁有可能接触污染物。

（3）确认可能的暴露途径：分析存在哪些可能的暴露途径，主要包括吸入、经口摄入、皮肤接触途径等。

5. 如何获取化学污染物毒理学数据？

可查询相关机构和组织的资源库或其发布的信息，如：国际癌症研究机构（IARC）分类清单数据库、US EPA 综合风险信息系统（IRIS）毒性数据库、美国毒物和疾病登记署（ATSDR）有害物质最低风险水平清单（MRLs list）数据库、欧洲化学品管理局（ECHA）化学物质信息数据库。查询以上资源均无法获取时，可以查询相关文献资料。

6. 非致癌效应与致癌效应在化合物类别、效应阈值和毒理学指标上有哪些不同？

非致癌效应与致癌效应在化合物类别、效应阈值和毒理学指标上的区别见表 4-6。

表 4-6　非致癌效应与致癌效应的区别

项目	非致癌效应	致癌效应
化合物类别	有阈化合物	无阈化合物
效应阈值	有阈值，可观察无可见不良反应水平或最小可见不良反应水平	无阈值，任何剂量都会产生不良反应
毒理学指标	*RfD/RfC*	*SF/IUR*

7. 请尝试通过 IRIS 查找摄入 BaP 的毒性参数值。

在浏览器上输入 IRIS 的网址，在其网页中找到 "Search IRIS by Chemical，CASRN，or Keyword" 对话框，在对话框中输入 BaP 的 CAS 号 50-32-8（也可输入化学式、关键词等），进入 BaP 毒性参数的查询界面（图 4-3）。经查询可得：BaP 的 *RfD* 值为 3×10^{-4} mg/（kg·d）。

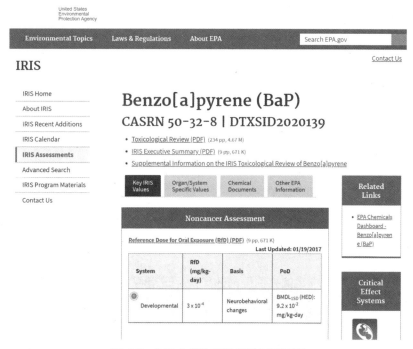

图 4-3　IRIS 化学物毒性参数网页界面

8. 致癌物的健康风险评估中，定量表征吸入途径剂量-反应关系的毒理学指标是什么？

吸入途径致癌效应暴露-反应关系毒理学指标为吸入单元风险（*IUR*），可通过一些提供污染物毒性资料的权威数据库直接查询获得。

9. 如何计算儿童空气化学物质吸入途径的暴露量？

评估儿童等特殊人群时应使用呼吸速率和体重进行调整，计算公式如下：

$$EC = \frac{C \times IR \times EF \times ED}{BW \times AT}$$

式中，*EC* 为暴露量；*C* 为污染物浓度；*IR* 为呼吸速率；*EF* 为暴露频率；*ED* 为暴露持续时间；*BW* 为体重；*AT* 为平均时间。

10. 请尝试计算该室外环境 PM₂.₅ 中多环芳烃污染导致的人群致癌风险与非致癌风险的 5%、25%、50%、75%、95% 分位数。

以计算人群致癌风险与非致癌风险的 5% 分位数为例，计算如下：先计算 PM₂.₅ 中多环芳烃总等效浓度的 5% 分位数 = PERCENTILE（A2 ： A96，0.05），再根据该分位数值计算对应的致癌与非致癌风险（表 4-7）。

表 4-7　计算结果（百分位数）

百分位	HQ	Risk
5%	0.33	1.65×10^{-7}
25%	0.37	1.86×10^{-7}
50%	0.55	2.76×10^{-7}
75%	1.18	5.94×10^{-7}
95%	3.28	1.66×10^{-6}

11. 终身致癌风险为 10⁻⁶，其含义是什么？

10^{-6} 的含义是在某地区某物质暴露下，100 万人中有 1 人有患癌的可能。

终身致癌风险 < 10^{-6}，可认为其引起癌症的风险较低；终身致癌风险为 $10^{-6} \sim 10^{-4}$，可认为其存在一定致癌风险；终身致癌风险 > 10^{-4}，可认为其引起癌症的风险较高。

12. 结合本案例，简要阐述风险评价过程中的不确定性主要包括哪些方面？

即使应用最准确的数据和最精密的模型，在评价过程中也会存在不确定性，包括：①不能准确测量的变量（可能由于仪器的限制或测量中的变化造成定量不准）；②模型运用过程中的不确定性，包括将动物模型实验结果外推并应用于人体致癌效应评估上以及用计算机模型来预测环境中化学物质的传输等。

污染物浓度测量的不确定性：本案例仅设立 1 个城区监测点且非每日采样，因此监测点 PM$_{2.5}$ 及其 PAHs 污染浓度与该点所在城区污染浓度可能存在一定偏差。由于在 PM$_{2.5}$ 采样、运输、保存及多环芳烃测定过程中存在不确定性，造成环境空气中多环芳烃的浓度存在不确定性；环境空气中多环芳烃的浓度随时间变化而变化，以年平均浓度以及 95 分位数计算，都存在一定不确定性。

参数选择的不确定性：PAHs 种类繁多，US EPA 及相关研究人员对其 *RfC* 和 *IUR* 研究有限。在大部分 PAHs 缺少 *RfC* 和 *IUR* 毒性参数资料的情况下，本研究采用 TEF 估算 PAHs 的等效质量浓度，来进行 16 种 PAHs 总健康风险的评估。这个过程并没有考虑 PAHs 对健康影响是否具有联合作用，对评估结果有一定影响。超额致癌风险计算过程中使用的毒性值来源于动物实验，外推到人存在不确定性，进而使得人群的致癌性评估结果存在不确定性。

暴露量计算的不确定性：本案例未测定多环芳烃的室内浓度，直接以环境空气的多环芳烃浓度计算终身暴露量，导致暴露量存在不确定性。不同年龄、性别的人群以及人群中的个体差异，造成对环境空气中多环芳烃的敏感性不同、暴露量不同，导致暴露量的计算和致癌评估结果存在不确定性。此外，暴露量计算公式中使用的暴露参数本身存在不确定性。

第五章
室内空气甲醛吸入的
人群健康风险评估

学习目的

1. 了解甲醛的健康效应相关知识。
2. 掌握室内甲醛吸入暴露评估模型。
3. 掌握甲醛吸入暴露的人群健康风险评估方法。

一、背景

甲醛是室内挥发性有机化合物（volatile organic compounds，VOCs）污染的重要成分之一，也是《室内空气质量标准》（GB/T 1883）中的主要控制污染物之一。甲醛的致癌风险在 VOCs 中处于较高的位置，在有毒化学品控制名单中列居第二位，被国际癌症研究机构（IARC）确认为致癌和致畸性物质。

室内甲醛暴露对人体的影响主要包括非致癌健康效应、基因毒性效应、致癌效应、血液毒性和可能的生殖发育毒性等。非致癌健康效应主要包括异味和非特异性症状。有研究表明，部分人群的嗅觉能够感知甲醛；居室内甲醛暴露是导致病态建筑物综合征的原因之一，还可引起眼和上呼吸道刺激症状，并有引发哮喘的可能。基因毒性效应主要表现为空气甲醛暴露导致人体外周血细胞中脱氧核糖核酸（deoxyribonucleic acid，DNA）和染色体损伤。动物实验证明，甲醛经吸入、口服、局部用药和皮下注射等途径摄入均可致癌。另有研究表明，胃癌、脑部肿瘤、女性甲状腺肿瘤和儿童白血病等与甲醛暴露有关联。我国有不少研究显示，长期暴露于空气甲醛能够降低白细胞数量，并且很可能降低血小板和血红蛋白数量。目前，关于甲醛的致畸性和人体生殖发育毒性的研究比较有限，尚未有定论。

二、US EPA 风险评估模型介绍

US EPA 吸入风险评估模型来源于《超级基金风险评估指南第一卷人类健康评估手册（F 部分：吸入风险评估补充指南）》。该模型以化学物质固有危害性、暴露浓度、暴露时

间、暴露频率、平均时间（人类期望寿命或平均吸入时间）以及化学物质毒性参考值等为依据，综合分析评估人类以吸入方式暴露于化学物质所致具体健康危害风险。

US EPA 风险评估模型建立在翔实的现场卫生调查和大量动物实验数据基础上，与其他风险评估技术相比，具有考虑因素全面、方法科学且细致、有针对性并且有具体的健康后果等优点，能客观反映化学物质吸入暴露人群健康危害的实际状况。现阶段，US EPA 风险评估模型是评估室内空气甲醛健康风险的优选方法之一。

该模型将人类吸入化学物质所致健康风险分为致癌风险和非致癌风险两类。通过化学物质暴露浓度和相关参数，估算人类吸入某种化学物质所导致致癌风险或非致癌风险的水平。

1. 非致癌风险评估模型 公式为 $HQ = EC/RfC$。式中，HQ 为非致癌危害商；EC 为每日暴露浓度（$\mu g/m^3$）；RfC 为参考浓度（$\mu g/m^3$）。US EPA 推荐甲醛的 RfC 为 $9 \times 10^{-3} mg/m^3$（即 $9 \mu g/m^3$）。当急性暴露时，$EC = CA$。CA 为空气中污染物浓度（$\mu g/m^3$）。当慢性或亚慢性暴露时，$EC = CA \times ET \times EF \times ED/AT$。$ET$ 为暴露时间（h/d）；EF 为暴露频率（d/y）；ED 为暴露持续时间（y）；AT 为平均时间（h），$AT = ED \times 365 \times 24$。

HQ 无量纲，以 1 作为风险限值。若 $HQ > 1$，则存在非癌症类健康风险，HQ 越大，健康风险越高；若 $HQ < 1$，则健康风险较小，属于安全范围。

2. 致癌风险评估模型 公式为 $Risk = IUR \times EC$。式中，$Risk$ 为致癌风险；IUR 为吸入单元风险（$\mu g/m^3$），US EPA 推荐甲醛的 IUR 为 $1.3 \times 10^{-5} \mu g/m^3$；$EC$ 为日均暴露浓度（$\mu g/m^3$），$EC = CA \times ET \times EF \times ED/AT$，其中 CA 为空气中污染物浓度（$\mu g/m^3$），ET 为暴露时间（h/d），EF 为暴露频率（d/y），ED 为暴露时长（y），AT 为平均时间（h）[AT = 期望寿命（y）$\times 365 \times 24$]。

$Risk$ 无量纲，以 10^{-6} 作为风险限值。若 $Risk > 10^{-6}$，则存在致癌风险，$Risk$ 越大，致癌风险越高；若 $Risk < 10^{-6}$，则致癌风险很小或无风险。

三、案例介绍

N 市在环境保护国控、省控或市控点 2 公里范围内随机选择 100 户住宅开展调查，参照《室内空气质量标准》（GB/T 18883—2002）附录 A 的要求，对甲醛浓度进行采样，采用《居住区大气中甲醛卫生检验标准方法　分光光度法》（GB/T 16129—1995）中的 AHMT 法检测甲醛的质量浓度。

有关文献显示，男性居家暴露时间（ET）为 15.53h/d，女性居家暴露时间（ET）为 16.97h/d。本案例评估中，ET 取均值 16.25h/d。EF 为每年居家天数，本案例评估中取 350d/y。非致癌风险评估模型中，ED 为暴露持续时间，本案例中以一生中的居家年数表示，根据相关文献，男性为 55.16 年，女性为 60.6 年，评估中取均值 57.88 年。本案例致癌风险评估模型中的期望寿命根据 2019 年 N 市疾病预防控制中心发布的慢性病和死因监测系统数据分析报告，男性期望寿命为 79.54 岁，女性期望寿命为 83.95 岁，取均值 81.75 岁。

（一）危害识别

危害识别是确定环境介质中化学物质暴露引起人群健康危害的过程，主要通过环境监测、现场调查等方法获取环境介质中化学物质的清单及其时空分布特征，结合毒性数据库、流行病学、临床试验、动物实验等结果，初步识别环境介质中是否存在可能危害人群健康的化学物质，收集并整理化学物质的毒性信息、健康危害等证据资料。经检索毒性数据库和文献发现，甲醛是住宅室内一种常见的空气污染物，室内空气中甲醛来源包括人造板材、黏合剂、涂料、壁纸、实木家具、装饰纺织物、香烟和燃料不完全燃烧等。

（二）剂量 - 反应评估

剂量 - 反应评估是定量化学物质暴露与健康效应之间的关系。考虑到目标人群为成人，其暴露特征是主要经呼吸道长期低剂量吸入甲醛，因此，风险评估主要针对成人慢性非致癌风险和致癌风险开展，收集甲醛呼吸道暴露途径的剂量 - 反应关系毒理学参数。对于吸入途径的甲醛慢性非致癌风险，收集参数为 RfC；对于吸入途径的甲醛致癌风险，收集参数为 IUR。数据收集途径优先选择 US EPA、ATSDR、IARC 等机构提供的权威数据库，在无法通过查询权威数据库获取相关参数时，可考虑从其他文献数据中获取。甲醛吸入途径的剂量 - 反应关系毒理学参数查询结果：RfC 为 $9.83 \times 10^{-3} mg/m^3$（ATSDR 数据）；$IUR$ 为 $1.30 \times 10^{-5} \mu g/m^3$（IRIS 数据）。

（三）暴露评估

暴露评估是测量或估计接触环境介质中化学物质的浓度水平、频率、持续时间、暴露人群及人群特征。暴露评估的流程主要包括：①获取暴露浓度和暴露参数；②计算暴露量。

N 市 100 户居民住宅空气中甲醛浓度（表 5-1）范围为 0.002 ~ 0.167mg/m³，中位数为 0.020mg/m³，第 90 百分位数为 0.045mg/m³。

表 5-1　N 市居民住宅室内空气甲醛浓度

编号	浓度 / (mg·m⁻³)	编号	浓度 / (mg·m⁻³)	编号	浓度 / (mg·m⁻³)	编号	浓度 / (mg·m⁻³)	编号	浓度 / (mg·m⁻³)
001	0.006	021	0.004	041	0.031	061	0.006	081	0.011
002	0.029	022	0.039	042	0.013	062	0.005	082	0.008
003	0.026	023	0.023	043	0.009	063	0.017	083	0.013
004	0.026	024	0.016	044	0.015	064	0.006	084	0.017
005	0.034	025	0.006	045	0.007	065	0.036	085	0.007
006	0.025	026	0.038	046	0.023	066	0.026	086	0.019
007	0.008	027	0.036	047	0.027	067	0.007	087	0.014
008	0.021	028	0.012	048	0.018	068	0.011	088	0.003

编号	浓度 / (mg·m⁻³)	编号	浓度 / (mg·m⁻³)	编号	浓度 / (mg·m⁻³)	编号	浓度 / (mg·m⁻³)	编号	浓度 / (mg·m⁻³)
009	0.047	029	0.002	049	0.113	069	0.030	089	0.022
010	0.005	030	0.020	050	0.018	070	0.019	090	0.019
011	0.017	031	0.167	051	0.027	071	0.002	091	0.012
012	0.024	032	0.023	052	0.010	072	0.029	092	0.030
013	0.007	033	0.047	053	0.024	073	0.009	093	0.028
014	0.045	034	0.016	054	0.006	074	0.028	094	0.019
015	0.045	035	0.053	055	0.147	075	0.033	095	0.002
016	0.023	036	0.020	056	0.045	076	0.017	096	0.024
017	0.043	037	0.007	057	0.017	077	0.020	097	0.046
018	0.044	038	0.043	058	0.005	078	0.032	098	0.028
019	0.124	039	0.010	059	0.016	079	0.008	099	0.042
020	0.018	040	0.026	060	0.020	080	0.019	100	0.022

经现场调查和文献检索，确定被调查人群经呼吸道途径摄入甲醛的暴露参数：暴露频率（EF）为 350d/y，暴露周期（ED）为 30y，暴露时间（ET）为 16h/d，平均时间（AT）在计算慢性非致癌风险暴露量和致癌风险暴露量时分别取 262 800h 和 613 200h。

（四）健康风险特征

健康风险特征是综合危害识别、剂量 - 反应评估、暴露评估的结果，定性、定量描述健康风险。根据甲醛剂量 - 反应关系毒理学参数和目标人群甲醛暴露量，即可评估目标人群长期暴露于住宅室内空气中甲醛的慢性非致癌风险和致癌风险。

慢性非致癌风险中位数计算：$HQ_{median} = 0.013/(9.83 \times 10^{-3}) = 1.30$

致癌风险中位数计算：$Risk_{median} = 0.005 \times 1.30 \times 10^{-5} \times 1\,000 = 7.12 \times 10^{-5}$

结果显示：$HQ_{median} > 1$，提示被调查者存在住宅空气甲醛暴露的慢性非致癌风险，且有 50% 的被调查者慢性非致癌风险超过 1.30，宜引起重视。$Risk_{median}$ 在 $10^{-6} \sim 10^{-4}$，提示被调查者住宅空气甲醛暴露存在一定的致癌风险，且有 50% 的被调查者致癌风险超过 7.12×10^{-5}，宜引起重视。

（五）不确定性分析

基于对参数单个点（如浓度、EF、ED 等的中位数）估计获得的健康风险水平提供的信息有限，且往往趋于保守，可能与真实风险存在较大差异。分析风险的不确定性，可在一定程度上解决该问题。

对不确定性表征的方法有定量、半定量和定性 3 种。蒙特卡洛模拟分析法可用于风险不确定性定量分析。该分析法主要有以下 4 个步骤：①通过标称范围法对风险进行敏感性分析，确定对风险估计影响较大的参数。②确定影响较大参数的分布。③基于参数的分布进行蒙特卡洛抽样，计算风险分布：确定获得合理、准确的风险分布估计所需的蒙特卡洛样本数（通常为 10 000 份）；评估模拟的可重复性和代表性；根据最终的敏感性分析确定输入参数对风险总体不确定性的影响大小。④解释和讨论不确定性结果。

以本案例中甲醛致癌风险评估不确定分析为例：经数据模拟、文献查阅等途径，获取输入参数分布信息。US EPA 不推荐将毒性参数纳入不确定性分析，而仅针对暴露参数开展分析。使用标称范围法判断何种输入参数可能对风险有较大影响，纳入这类参数以简化分析。标称范围法的具体操作如下：根据参数分布，确定每个参数的低值（通常取第 5 百分位数）、高值（通常取第 95 百分位数）和中位数，依次选取一个参数，保持其余参数取中位数不变，分别计算该参数在低值、高值时的风险，并计算风险差的绝对值，结果详见表 5-2。

表 5-2　标称范围法灵敏度分析的致癌风险

输入参数	参数分布	参数范围			致癌风险		风险差 ($\times 10^{-6}$)
		P_5	中位数	P_{95}	低	高	
$CA/(\mathrm{mg \cdot m^{-3}})$	对数正态分布 ($\mu = -2.53, \sigma = 0.76$)	0.023	0.080	0.290	6.75×10^{-6}	8.51×10^{-5}	78.40
$EF/(\mathrm{d \cdot y^{-1}})$	三角分布 ($a = 250$, $b = 365, c = 350$)	273.37	325.47	355.37	1.97×10^{-5}	2.56×10^{-5}	5.92
$ED/(\mathrm{y})$	对数正态分布 ($\mu = 0.60, \sigma = 1.40$)	1.12	3.30	22.70	7.97×10^{-6}	1.62×10^{-4}	153.61
$ET/(\mathrm{h \cdot d^{-1}})$	对数正态分布 ($\mu = 2.57, \sigma = 0.38$)	6.94	12.66	21.25	1.29×10^{-5}	3.94×10^{-5}	26.55
$AT/(\mathrm{h})$	Beta 分布 ($\alpha = 4.2, \beta = 2.1$)	302 985.00	602 026.30	805 731.50	4.67×10^{-5}	1.76×10^{-5}	29.12

根据蒙特卡洛模拟分析结果（表 5-3）可知，致癌风险的中位数由点估计的 7.12×10^{-5} 下降到 2.68×10^{-5}，但第 90 百分位数值基本无变化，提示点估计可能高估了住宅空气中甲醛的致癌风险中位数。如图 5-1 左图可示，点估计的致癌风险中位数落在第 75 百分位数左右，有约 20% 群体的致癌风险超过 1.00×10^{-4}，需引起重点关注。

表 5-3　蒙特卡洛模拟的致癌风险各百分位数值

百分位	风险	百分位	风险	百分位	风险	百分位	风险
0	5.26×10^{-7}	30	1.40×10^{-5}	60	3.73×10^{-5}	90	1.63×10^{-4}
5	3.89×10^{-6}	35	1.64×10^{-5}	65	4.43×10^{-5}	95	2.83×10^{-4}
10	5.91×10^{-6}	40	1.93×10^{-5}	70	5.36×10^{-5}	100	7.16×10^{-3}
15	7.65×10^{-6}	45	2.27×10^{-5}	75	6.60×10^{-5}		

百分位	风险	百分位	风险	百分位	风险	百分位	风险
20	9.59×10^{-6}	50	2.68×10^{-5}	80	8.44×10^{-5}		
25	1.15×10^{-5}	55	3.14×10^{-5}	85	1.12×10^{-4}		

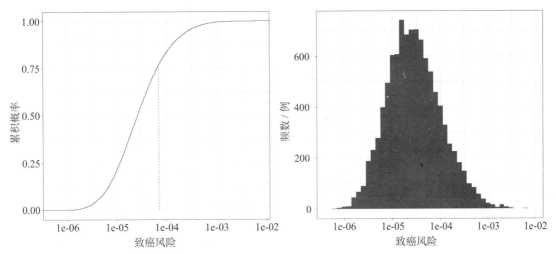

图 5-1　蒙特卡洛模拟致癌风险累积函数（左）和概率密度函数（右）

左图虚线为点估计风险中位数。

蒙特卡洛模拟需进行两次以验证其模拟的可重复性。两次模拟比对结果见表 5-4。

表 5-4　两次蒙特卡洛模拟致癌风险各百分位数比对结果

模拟	百分位	风险	模拟	百分位	风险	模拟	百分位	风险	模拟	百分位	风险
初始	0	5.26×10^{-7}	初始	30	1.40×10^{-5}	初始	60	3.73×10^{-5}	初始	90	1.63×10^{-4}
重复		3.79×10^{-7}	重复		1.41×10^{-5}	重复		3.76×10^{-5}	重复		1.59×10^{-4}
初始	5	3.89×10^{-6}	初始	35	1.64×10^{-5}	初始	65	4.43×10^{-5}	初始	95	2.83×10^{-4}
重复		3.96×10^{-6}	重复		1.68×10^{-5}	重复		4.52×10^{-5}	重复		2.83×10^{-4}
初始	10	5.91×10^{-6}	初始	40	1.93×10^{-5}	初始	70	5.36×10^{-5}	初始	100	7.16×10^{-3}
重复		5.75×10^{-6}	重复		1.97×10^{-5}	重复		5.45×10^{-5}	重复		4.46×10^{-3}
初始	15	7.65×10^{-6}	初始	45	2.27×10^{-5}	初始	75	6.60×10^{-5}			
重复		7.68×10^{-6}	重复		2.31×10^{-5}	重复		6.67×10^{-5}			
初始	20	9.59×10^{-6}	初始	50	2.68×10^{-5}	初始	80	8.44×10^{-5}			
重复		9.55×10^{-6}	重复		2.71×10^{-5}	重复		8.43×10^{-5}			
初始	25	1.15×10^{-5}	初始	55	3.14×10^{-5}	初始	85	1.12×10^{-4}			
重复		1.18×10^{-5}	重复		3.19×10^{-5}	重复		1.13×10^{-4}			

通过输入参数与拟合风险相关性分析，可进一步验证输入参数对风险不确定性的影响。由表 5-5 可知，相关系数的绝对值越大，提示该系数对应的输入参数对风险的不确定性影响越大，结果与标称范围法的结论一致。

表 5-5 输入参数与模型拟合风险的相关性

相关系数	模拟	CA	EF	ED	ET	AT
Pearson	初始	0.376	0.033	0.571	0.101	−0.137
	重复	0.357	0.043	0.614	0.151	−0.148
Spearman	初始	0.571	0.044	0.698	0.246	−0.222
	重复	0.573	0.067	0.703	0.260	−0.218

思考题及参考答案

1. 甲醛暴露对人体的影响主要有哪些？

甲醛暴露对人体的影响主要包括非致癌健康效应、基因毒性效应、致癌效应、血液毒性和生殖发育毒性等。

2. 非致癌风险评估模型的计算公式和参数是什么？

非致癌风险评估模型的公式 $HQ = EC/RfC$。式中，HQ 为非致癌危害商；EC 为每日暴露浓度（$\mu g \cdot m^{-3}$）；RfC 为参考浓度（$\mu g \cdot m^{-3}$）。

3. 如何评价致癌风险评估模型中的致癌风险（Risk）？

$Risk$ 无量纲，以 10^{-6} 作为风险限值。若 $Risk > 10^{-6}$，则存在致癌风险，$Risk$ 越大，致癌风险越高；若 $Risk < 10^{-6}$，则致癌风险很小或无风险。

4. GB/T 18883-2002 附录 A 规定的室内空气采样的选点要求有哪些？

①采样点的数量根据监测室内面积大小和现场情况而确定，以期正确反映室内空气污染物的水平。原则上，< 50m² 的房间设 1～3 个点，50～100m² 的房间设 3～5 个点，100m² 以上的房间至少设 5 个点。②采样点在对角线上或梅花式均匀分布，应避开通风口，离墙壁距离应 > 0.5m。③采样点的高度原则上与人的呼吸带高度相一致，相对高度为 0.5～1.5m。

5. 常用毒性数据库资料有哪些？

常用毒性数据库有国际癌症研究机构（IARC）分类清单数据库、美国环境保护局

（USEPA）综合风险信息系统（IRIS）毒性数据库、美国毒物和疾病登记署（ATSDR）有害物质最低水平清单（MRLs List）数据库和欧洲化学品管理局（ECHA）化学物质信息数据库。

6. 暴露浓度和暴露参数的获取途径分别有哪些?

暴露浓度的获取途径：①现场采样、检测；②模型模拟；③文献查阅。

暴露参数的获取途径：①问卷调查和日志；②测量与观察；③文献检索。

7. 我国甲醛室内空气质量标准是什么? 请根据表 5-1 计算居民住宅室内空气中甲醛浓度的超标率。

《室内空气质量标准》（GB/T 18883—2002）规定甲醛浓度不超过 0.1mg/m³。该市 100 户居民住宅甲醛浓度超标率，为 4.00%（4/100）。

8. 经现场调查和文献检索，确定该市居民住宅空气中甲醛浓度中位数为 0.020mg/m³，第 90 百分位数为 0.045mg/m³；被调查人群经呼吸道途径摄入甲醛的暴露频率（EF）为 350d/y，暴露周期（ED）为 30y，暴露时间（ET）为 16h/d，平均时间（AT）在计算慢性非致癌风险暴露量和致癌风险暴露量时分别取 262 800h 和 613 200h。请结合暴露浓度和暴露参数，分别计算被调查人群甲醛暴露量的中位数和第 90 百分位数。

慢性非致癌风险暴露量的中位数：（0.020×350×30×16）/262 800 = 0.013mg/m³；第 90 百分位数：（0.045×350×30×16）/262 800 = 0.029mg/m³。

致癌风险暴露量的中位数：（0.020×350×30×16）/613 200 = 0.005mg/m³；第 90 百分位数：（0.045×350×30×16）/613 200 = 0.012mg/m³。

9. 风险的不确定性来源主要包括哪些?

不确定性来源主要包括：①毒性信息的不确定性，如使用不同人群、物种等信息外推导致的不确定性；②暴露环境的不确定性，如周围环境的改变导致暴露浓度变化引起的不确定性；③统计模型局限性，如评估模型自身存在局限性，可能不能真实地描述风险；④参数不确定性，即在评估过程中纳入参数的不确定性。

第六章

饮用水中砷的
健康风险评估

学习目的

1. 了解饮用水健康风险相关知识。
2. 掌握人群饮用水暴露量评估方法。
3. 掌握水中化学物质经口摄入途径的健康风险评估方法。

一、案例背景

　　水是生命之源，安全饮水是人类生存的基本需求。随着工业化进程不断发展，各种原因导致的饮用水污染事件不断出现，对人类饮水安全提出巨大的挑战。世界卫生组织（World Health Organization，WHO）指出，与饮用水污染相关的疾病已成为人类健康的主要负担，采取行动以提高饮用水质量对人类健康有着重大意义。

　　饮用水中一些化学成分可以在长时间暴露后对人体健康产生不利影响，其中以砷为代表的有毒重金属尤其受到关注。这些重金属广泛分布在自然环境中，其毒性与浓度水平及其在环境中的迁移、转化、富集、降解均会对暴露于污染环境中的人群带来较大的健康危害。既往研究发现，我国饮用水中重金属导致的健康风险较为突出，其中砷的风险排名前列。对我国重点城市饮用水的水质调查数据分析发现，饮水砷导致的总终身癌症发病率为 1.76×10^{-5}，不同癌症的风险排序为：皮肤癌（1.53×10^{-5}）＞肺癌（2.25×10^{-6}）＞肝癌（2.30×10^{-8}）＞膀胱癌（1.34×10^{-10}）；饮水砷导致的人均癌症疾病负担为 1.91×10^{-6} 人/y，其中，皮肤癌和肺癌分别占 70.2% 和 29.0%，膀胱癌和肝癌的疾病负担可忽略不计，但其总体致癌风险仍高于 WHO 推荐的 10^{-6} 人/y 水平。因此，我国饮水砷导致的致癌风险不容忽略。

　　基于以上背景，A 市疾控中心计划评估该市成年人暴露于饮用水中砷的健康风险，并比较其在不同地区和水样类型之间的差异。

二、危害识别

　　危害识别是确定环境介质中化学物质暴露引起人群健康危害的过程。通过资料检索发现，砷及无机砷化合物属于国际癌症研究机构（IARC）分类中的 1 级致癌物，长期摄入会导致皮肤癌、肺癌、肝癌和膀胱癌等癌症发病风险上升。短时间内大量饮用砷含量超标的饮用水，可能导致急性砷中毒，主要表现为乏力、呕吐、皮肤发黄、腹痛、头痛、神经痛，严重者表现为神经系统异常、呼吸困难、心脏衰竭而死亡。长期低剂量摄入砷及其化合物可能导致慢性砷中毒，表现为感觉迟钝、四肢端麻木、行动困难、运动失调等多发性神经炎症状；也可能导致心血管疾病、脑损伤和肝大等问题。研究资料显示，长期饮用砷含量超过 0.6mg/L 的水，人群砷中毒的患病率高达 47.2%；长期饮用砷含量为 0.3～0.6mg/L 的水，砷中毒的患病率为 28.3%；长期饮用砷含量为 0.1～0.3mg/L 的水，砷中毒的患病率为 21.7%；长期饮用砷含量低于 0.1mg/L 的水，砷中毒的患病率为 15.9%。除此以外，长期接触砷含量超标的水还会造成皮肤干燥粗糙，头发脆而易脱落，掌及趾部分皮肤增厚，最后可能会出现以皮肤损害为主的全身性疾病。

三、剂量 - 反应评估

剂量 - 反应评估目的是定量评估化学物质暴露与健康效应之间的关系。A 市近期未发生饮用水砷污染事件，也不存在"高砷"水源，因此评估人员仅考虑评估长期经口摄入砷导致的健康风险。评估人员通过危害识别确认砷存在致癌效应和慢性非致癌效应；检索相关专业数据库获得其剂量 - 反应关系参数，斜率因子（SF）为 1.5mg/（kg·d）（IRIS 数据），参考剂量（RfD）为 3.0×10^{-4}/mg（kg·d）（IRIS 数据）。

四、暴露评估

暴露评估目的是测量或估计接触环境介质中化学物质的浓度水平、频率、持续时间、暴露人群及人群特征。

（一）暴露浓度

暴露评估过程中，评估人员选择 A 市中 B 区、C 区、D 县、E 县具有代表性的饮用水点位采样检测，共检测城市末梢水点位 60 个、农村末梢水点位 60 个和农村分散式供水点位 20 个。水样的采集、保存和检测均按照《生活饮用水卫生标准检验方法》（GB/T 5750—2006）要求开展。砷的检测结果见表 6-1。

表 6-1 A 市饮用水中砷浓度检测结果

序号	区县	水样类型	浓度/（mg·m⁻³）	序号	区县	水样类型	浓度/（mg·m⁻³）	序号	区县	水样类型	浓度/（mg·m⁻³）
1	B 区	1	0.000 26	48	D 县	1	0.000 20	95	E 县	1	0.000 33
2	B 区	1	0.000 22	49	D 县	1	0.000 16	96	E 县	1	0.000 24
3	B 区	1	0.000 14	50	D 县	1	0.000 16	97	E 县	1	0.000 23
4	B 区	1	0.000 13	51	D 县	1	0.000 15	98	E 县	1	0.000 22

续表

序号	区县	水样类型	浓度 / (mg·m⁻³)	序号	区县	水样类型	浓度 / (mg·m⁻³)	序号	区县	水样类型	浓度 / (mg·m⁻³)
5	B区	1	0.000 13	52	D县	1	0.000 15	99	E县	1	0.000 16
6	B区	1	0.000 12	53	D县	1	0.000 14	100	E县	1	0.000 12
7	B区	1	0.000 12	54	D县	1	0.000 14	101	E县	2	0.000 55
8	B区	1	0.000 11	55	D县	1	0.000 12	102	E县	2	0.000 40
9	B区	1	0.000 11	56	D县	1	0.000 12	103	E县	2	0.000 40
10	B区	1	0.000 11	57	D县	1	0.000 12	104	E县	2	0.000 40
11	B区	1	0.000 10	58	D县	1	0.000 12	105	E县	2	0.000 39
12	B区	1	0.000 10	59	D县	1	0.000 12	106	E县	2	0.000 39
13	B区	1	0.000 10	60	D县	1	0.000 11	107	E县	2	0.000 38
14	B区	1	0.000 09	61	D县	1	0.000 11	108	E县	2	0.000 38
15	C区	1	0.000 28	62	D县	1	0.000 11	109	E县	2	0.000 37
16	C区	1	0.000 14	63	D县	1	0.000 11	110	E县	2	0.000 36
17	C区	1	0.000 14	64	D县	1	0.000 10	111	E县	2	0.000 36
18	C区	1	0.000 13	65	D县	2	0.000 25	112	E县	2	0.000 35
19	C区	1	0.000 13	66	D县	2	0.000 23	113	E县	2	0.000 35
20	C区	1	0.000 13	67	D县	2	0.000 22	114	E县	2	0.000 34
21	C区	1	0.000 12	68	D县	2	0.000 21	115	E县	2	0.000 32
22	C区	1	0.000 12	69	D县	2	0.000 21	116	E县	2	0.000 32
23	C区	1	0.000 12	70	D县	2	0.000 21	117	E县	2	0.000 31
24	C区	1	0.000 12	71	D县	2	0.000 21	118	E县	2	0.000 31
25	C区	1	0.000 11	72	D县	2	0.000 20	119	E县	2	0.000 29
26	C区	1	0.000 11	73	D县	2	0.000 20	120	E县	2	0.000 29
27	C区	1	0.000 11	74	D县	2	0.000 20	121	E县	2	0.000 28
28	C区	1	0.000 11	75	D县	2	0.000 16	122	E县	2	0.000 28
29	C区	1	0.000 11	76	D县	2	0.000 16	123	E县	2	0.000 26
30	C区	1	0.000 11	77	D县	2	0.000 16	124	E县	2	0.000 26
31	C区	1	0.000 11	78	D县	2	0.000 15	125	E县	2	0.000 25
32	C区	1	0.000 10	79	D县	2	0.000 15	126	E县	2	0.000 24
33	C区	1	0.000 10	80	D县	2	0.000 14	127	E县	2	0.000 23
34	C区	1	0.000 10	81	D县	2	0.000 14	128	E县	2	0.000 22
35	C区	2	0.000 32	82	D县	2	0.000 14	129	E县	2	0.000 21
36	C区	2	0.000 30	83	D县	2	0.000 11	130	E县	2	0.000 20
37	C区	2	0.000 29	84	D县	2	0.000 09	131	E县	3	0.008 90

序号	区县	水样类型	浓度 / (mg·m⁻³)	序号	区县	水样类型	浓度 / (mg·m⁻³)	序号	区县	水样类型	浓度 / (mg·m⁻³)
38	C 区	2	0.000 28	85	D 县	3	0.000 34	132	E 县	3	0.002 20
39	C 区	2	0.000 25	86	D 县	3	0.000 21	133	E 县	3	0.001 80
40	C 区	2	0.000 24	87	D 县	3	0.000 16	134	E 县	3	0.001 00
41	C 区	2	0.000 23	88	D 县	3	0.000 15	135	E 县	3	0.000 84
42	C 区	2	0.000 21	89	D 县	3	0.000 15	136	E 县	3	0.000 54
43	C 区	2	0.000 19	90	D 县	3	0.000 13	137	E 县	3	0.000 47
44	C 区	2	0.000 15	91	D 县	3	0.000 12	138	E 县	3	0.000 19
45	D 县	1	0.000 26	92	D 县	3	0.000 12	139	E 县	3	0.000 18
46	D 县	1	0.000 24	93	D 县	3	0.000 10	140	E 县	3	0.000 09
47	D 县	1	0.000 24	94	D 县	3	0.000 09				

水样类型中，1 为城市末梢水，2 为农村末梢水，3 为分散式供水。

　　检测结果显示，A 市饮用水中砷的浓度分布范围是 0.000 09 ~ 0.008 9mg/L，未超过国家标准；全市平均浓度为 0.000 30mg/L，B 区、C 区、D 县和 E 县的平均浓度分别为 0.000 13mg/L、0.000 17mg/L、0.000 16mg/L 和 0.000 59mg/L，城市末梢水、农村末梢水和农村分散式供水的平均浓度分别为 0.000 14mg/L、0.000 26mg/L、0.000 89mg/L（表 6-2）。

表 6-2　A 市饮用水中砷的平均浓度 /（mg·L⁻¹）

区县	城市末梢水	农村末梢水	农村分散式供水	总计
B 区	0.000 13	–		0.000 13
C 区	0.000 12	0.000 25	–	0.000 17
D 县	0.000 15	0.000 18	0.000 16	0.000 16
E 县	0.000 22	0.000 32	0.001 62	0.000 59
总计	0.000 14	0.000 26	0.000 89	0.000 30

（二）暴露参数

评估人员通过查阅文献获得水中化学物质经口摄入途径的暴露参数（表 6-3）。

表 6-3　水中化学物质经口摄入途径的暴露参数

参数	单位	数值
摄入率（IR）	L·d⁻¹	2.0*
暴露频率（EF）	d·y⁻¹	365

参数	单位	数值
暴露周期（ED）	y	30（慢性非致癌效应） 70（致癌效应）
体重（BW）	kg	60*
平均时间（AT）	d	365×30（慢性非致癌效应） 365×70（致癌效应）

*：数据来源于环境保护部．中国人群暴露参数手册（成人卷）．北京：中国环境出版社，2013．

（三）暴露量

计算发现，A市饮用水中砷经口摄入途径的日均暴露量为 $1.00×10^{-5}$ mg/（kg·d），其中，B区、C区、D县和E县的日均暴露量分别为 $4.38×10^{-6}$ mg/（kg·d）、$5.51×10^{-6}$ mg/（kg·d）、$5.39×10^{-6}$ mg/（kg·d）和 $1.97×10^{-5}$ mg/（kg·d），城市末梢水、农村末梢水和农村分散式供水的日均暴露量分别为 $4.79×10^{-6}$ mg/（kg·d）、$8.72×10^{-6}$ mg/（kg·d）和 $2.96×10^{-5}$ mg/（kg·d），见表6-4。

表6-4　A市饮用水中砷经口摄入途径的日均暴露量 /（mg·kg^{-1}·d^{-1}）

区县	城市末梢水	农村末梢水	农村分散式供水	总计
B区	$4.38×10^{-6}$	–	–	$4.38×10^{-6}$
C区	$4.17×10^{-6}$	$8.20×10^{-6}$	–	$5.51×10^{-6}$
D县	$4.97×10^{-6}$	$5.90×10^{-6}$	$5.23×10^{-6}$	$5.39×10^{-6}$
E县	$7.22×10^{-6}$	$1.08×10^{-5}$	$5.40×10^{-5}$	$1.97×10^{-5}$
总计	$4.79×10^{-6}$	$8.72×10^{-6}$	$2.96×10^{-5}$	$1.00×10^{-5}$

五、风险特征描述

风险特征描述的目的是综合危害识别、剂量-反应评估、暴露评估的结果，定性、定量描述健康风险。根据人群砷的日均暴露量和剂量-反应关系参数，可以评估A市居民长期暴露于砷的致癌风险和慢性非致癌风险，计算结果见表6-5和表6-6。

A市饮用水中砷经口摄入途径的终身致癌风险为 $1.50×10^{-5}$，其中，B区、C区、D县和E县的终身致癌风险分别为 $6.57×10^{-6}$、$8.27×10^{-6}$、$8.09×10^{-6}$ 和 $2.96×10^{-5}$，城市末梢水、农村末梢水和农村分散式供水的终身致癌风险分别为 $7.18×10^{-6}$、$1.31×10^{-5}$ 和 $4.45×10^{-5}$。

A市饮用水中砷经口摄入途径的慢性非致癌风险为0.03，其中，B区、C区、D县和E县的非致癌风险分别为0.01、0.02、0.02和0.07，城市末梢水、农村末梢水和农村分散式供水的致癌风险分别为0.02、0.03和0.10。

表 6-5　A 市饮用水中砷经口摄入途径的终身致癌风险

区县	城市末梢水	农村末梢水	农村分散式供水	总计
B 区	6.57×10^{-6}	-	-	6.57×10^{-6}
C 区	6.25×10^{-6}	12.30×10^{-6}	-	8.27×10^{-6}
D 县	7.45×10^{-6}	8.85×10^{-6}	7.85×10^{-6}	8.09×10^{-6}
E 县	1.08×10^{-5}	1.62×10^{-5}	8.11×10^{-5}	2.96×10^{-5}
总计	7.18×10^{-6}	1.31×10^{-5}	4.45×10^{-5}	1.50×10^{-5}

表 6-6　A 市饮用水中砷经口摄入途径的慢性非致癌风险

区县	城市末梢水	农村末梢水	农村分散式供水	总计
B 区	0.01	0.00	0.00	0.01
C 区	0.01	0.03	0.00	0.02
D 县	0.02	0.02	0.02	0.02
E 县	0.02	0.04	0.18	0.07
总计	0.02	0.03	0.10	0.03

　　根据 US EPA 推荐的风险判定标准：如果污染物的终身致癌风险 $< 1.0 \times 10^{-6}$，认为致癌风险较低；如果终身致癌风险介于 $1.0 \times 10^{-6} \sim 1.0 \times 10^{-4}$，认为具有一定的致癌风险，宜引起关注；如果终身致癌风险 $> 1.0 \times 10^{-4}$，则认为致癌风险较高，宜重点关注。如果非致癌风险 < 1，认为非致癌风险较低；如果非致癌风险 > 1，则认为非致癌风险较高，宜引起关注。

　　因此，评估人员认为该市饮用水中砷的非致癌风险较低，但是具有一定的致癌风险，宜引起关注。其中 E 县的风险水平最高，城市末梢水、农村末梢水和农村分散式供水的风险依次上升，需要重点关注。

六、不确定性分析

　　评估人员认为评估结果的不确定性主要包括以下方面：

　　1. 剂量 - 反应关系参数外推的合理性　评估时使用的剂量 - 反应关系参数都来自国外人群研究或动物实验研究，外推到本地居民时存在一定不确定性。

　　2. 人群自身条件变化　随着时间的推移，人群的年龄结构、生活方式以及行为模式都会发生变化，造成不确定性。

　　3. 暴露环境的不确定性　评估时假设人群长期饮用水中砷的浓度不发生变化，现实中所处环境会随时间发生变化，从而不确定性发生。

　　4. 测量的不确定性　在采样和检测过程中，由于实验方法和仪器的问题，可能会产生实验误差。

思考题及参考答案

1. 饮用水的健康风险来源主要有哪些？

饮用水的风险来源主要考虑以下方面：

（1）微生物：微生物风险主要是饮用被人类或动物的粪便污染的水源，导致致病性细菌（如霍乱弧菌、伤寒杆菌、痢疾杆菌等）、病毒（如甲型肝炎病毒、轮状病毒等）和原虫（如隐孢子虫、阿米巴原虫等）等病原微生物进入体内，引起介水传染病发生。

（2）化学物质：化学物质导致的健康风险分为两种。第一种是饮用水受到大规模化学污染，人短期接触后导致急性中毒；第二种更为常见，是人长期接触水中的化学成分导致慢性中毒和远期危害（致癌、致畸和致突变）。可引起健康风险的化学物质有很多，包括砷、镉、汞、氰化物、氯化物等毒性物质，以及消毒副产物和藻类毒素等。

（3）消毒：消毒在安全饮用水供应中具有不可置疑的重要作用。合理使用消毒剂能够杀灭水中的病原微生物，但是过量使用消毒剂会产生消毒副产物，也对健康有潜在危害。

（4）其他：饮用水对健康的不良影响还有天然水环境中某些元素含量过高或过低导致生物地球化学性疾病，如碘缺乏病和地方性氟中毒；特殊地区饮用水中放射性物质导致健康风险；水高度浑浊、有明显颜色、具有令人讨厌味道或气味，导致人群可接受性差等。

2. 我国饮用水卫生标准是什么？砷的限值是多少？

我国目前使用的饮用水卫生标准是《生活饮用水卫生标准》（GB 5749—2022），其中砷的接触限值是 0.01mg/L。

3. 如何开展饮用水中砷的健康风险评估？主要步骤是什么？

环境健康风险评估是以危险度作为评价指标，把环境污染与人体健康联系起来，定量描述一个人暴露环境因素时受到危害大小的方法。针对化学物质的环境健康风险评估，目前最普遍采用的方法是 US EPA 提出的人群健康风险评估模型。该模型提出了风险评估"四步法"，即危害识别、剂量-反应评估、暴露评估和风险特征。

4. IARC 对致癌物的分类（级）是怎样的？

IARC 根据对人类和对实验动物致癌性资料，以及其他有关资料进行综合评价，将环境因子与人类癌症的关系分为四类五组（5级），具体见表6-7。

表6-7　IARC 对化学物质致癌性的分类（级）

分类	组别	标准
1类	人类致癌物(1级)	对人类致癌性证据充分

分类	组别	标准
2类	很可能的人类致癌物（2A级）	对人类致癌性证据有限,对实验动物致癌性证据充分
	可能的人类致癌物（2B级）	对人类致癌性证据有限,对实验动物致癌性证据并不充分;或对人类致癌性证据不足,对实验动物致癌性证据充分
3类	难以分级（3级）	现有的证据不能对人类致癌性进行分类
4类	无致癌性（4级）	对人类可能是非致癌物

5. 饮用水中常见的致癌物质包括哪些？请举例说明。

水中常见的致癌物包括重金属类（如砷、镉、铬、汞等）、消毒副产物（如三氯甲烷、二氯乙酸、三氯乙酸、四氯化碳、溴酸盐、一氯二溴甲烷、二氯一溴甲烷、二氯甲烷、三溴甲烷等）、农药类（如敌敌畏、滴滴涕、莠去津等）和苯并 [a] 芘等苯系物。

6. 可查询化学物质暴露 - 反应关系参数的渠道有哪些？

常用的查询化学物质暴露 - 反应关系参数的渠道有：①美国环境保护署的综合风险信息系统（IRIS）；②国际癌症研究机构（IARC）；③毒物和疾病登记署毒理资料（ATSDR）；④ WHO 简明国际化学评估文件（Concise International Chemical Assessment Documents，CICAD）与环境卫生标准（Environmental Health Criteria，EHC）；⑤欧洲化学品管理局（ECHA）化学物质信息；⑥美国能源局风险评估数据管理系统（The Risk Assessment Information System，RAIS）。

7. 请简述饮用水监测的水样采集流程。

根据《生活饮用水卫生标准》（GB 5749—2022）和《生活饮用水标准检验方法》（GB/T 5750—2022）的要求，饮用水监测的水样采集流程参考以下步骤：

（1）采样前准备：提前制订采样计划，确定监测点位置。末梢水一般按照供水人口每2万人设置一个采样点。采样人员、样品接收和检验人员应提前熟悉采样计划，做好与水厂相关人员的沟通，准备好水质检验所需的实验试剂、仪器设备和技术人员。准备采样相关物资，包括采样容器、取水器、现场采样记录单、酒精灯或酒精棉球、签字笔、标签、工作服、现场水质检测设备、运输工具等。

（2）选择采样时间：尽量在采样点前两天没有下过大雨的情况下，选择天气晴朗时进行水样采集，以保证水质的稳定性。

（3）选择采样点：采样点的设置要有代表性。出厂水的采样点应设在出厂进入输送管道以前处；水源水采样点应选择水厂汲水处；分散式供水根据分散式饮用水水源现场环境采集水样；末梢水应选择用水量大、进入方便的公共机构或部门，如单位食堂、沿街餐饮店等。

（4）尽可能采集新鲜水样：末梢水应采集进入建筑物之前或入户之前水管中的水样，采样前应先打开水龙头，放尽水管内陈水。通常做法：如果水龙头经常使用，可先检测水中消毒剂余量,如果合格则可开始水样采集;如果水龙头不经常使用或消毒剂余量检测不合格,则应大量放水至少 5min 后再开始水样采集。采集水库、湖泊等地面水时,不可搅动水底的沉积物,不能混入漂浮于水面上的物质。采集泉水、井水等地下水时,应在充分抽汲后再进行采样,以保证水样的代表性。

(5)供微生物指标检测的水样采集:采样前应清洗双手或佩戴无菌医用手套,用医用酒精棉球擦拭或用酒精灯火焰烧灼水龙头表面进行消毒,再放水用灭菌瓶直接采集。采集时不得用水样涮洗已灭菌的采样瓶,并避免手指和其他物品对瓶口的污染。

(6)供一般理化指标检测的水样采集:采样前应先用水样荡洗采样器、容器和塞子 2~3 次,容器中已加入保存剂的除外。

(7)采样体积:一般指标采水量,应达到瓶容量的 80% 左右。当采集供有机物(卤代烃类)测定的水样时,应保证水样注满容器,上部不留空间。

(8)填写采样记录单:采样结束后,应将水样采集容器表面贴上标签,同时填写现场采样记录单,记录编号、采样时间和地点等信息,采样人和陪同人签字完成后再送往实验室检测。

8. 如何用图表描述 A 市饮用水中砷浓度的分布特征?

水中化学物质浓度分布常属于偏态分布,因此描述分布特征时一般会计算均值、标准差、最小值、最大值、中位数等指标,或者采用浓度分布图表示。如果该化学物质有浓度限值,应同时计算合格率或超标率结果。A 市饮用水中砷的合格率均为 100%,其浓度分布特征见表 6-8 和图 6-1。

表 6-8　A 市饮用水中砷的浓度水平

区县	检测点数量 /个	砷的浓度水平 /(mg·m⁻³)				
		均值	标准差	中位数	最小值	最大值
B 区	14	0.000 13	0.000 05	0.000 12	0.000 09	0.000 26
C 区	30	0.000 17	0.000 07	0.000 13	0.000 10	0.000 32
D 县	50	0.000 16	0.000 05	0.000 15	0.000 09	0.000 34
E 县	46	0.000 59	0.001 31	0.000 32	0.000 08	0.008 90
总计	140	0.000 30	0.000 77	0.000 18	0.000 08	0.008 90

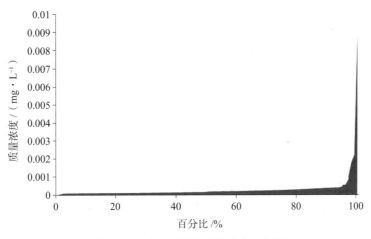

图 6-1　A 市饮用水中砷的浓度分布图

9. 请按照 A 市饮用水中砷浓度的中位数和第 95 百分位数计算日均暴露量。

计算获得 A 市饮用水中砷浓度的中位数和第 95 百分位数分别为 0.000 18mg/m³ 和 0.000 54mg/m³。

化学物质经口摄入途径的日均暴露量计算公式：$ADD = \dfrac{C \times EF \times ED \times IR}{BW \times AT}$

式中，ADD 为化学物质经口摄入途径的单位体重终身日均暴露量 [mg/（kg·d）]；C 为水中化学物质 i 的浓度（mg/L）；IR 为饮水摄入率（L/d）；EF 为暴露频率（d/y）；ED 为暴露周期（y）；BW 为体重（kg）；AT 为平均时间（d）。

按中位数计算：$ADD = \dfrac{C \times EF \times ED \times IR}{BW \times AT} = \dfrac{0.000\,18 \times 365 \times 70 \times 2.0}{60 \times 365 \times 70} = 6 \times 10^{-6}\,mg/（kg·d）$

按第 95 百分位数计算：$ADD = \dfrac{C \times EF \times ED \times IR}{BW \times AT} = \dfrac{0.000\,54 \times 365 \times 70 \times 2.0}{60 \times 365 \times 70}$
$= 1.8 \times 10^{-5}\,mg/（kg·d）$

10. 请按照 A 市饮水中砷浓度的中位数和第 95 百分位计算风险水平。

（1）致癌风险使用 CR 表示。

经口摄入途径的 CR 计算公式为：$CR = ADD \times SF$

按中位数计算：$CR = ADD \times SF = 6 \times 10^{-6} \times 1.5 = 9 \times 10^{-6}$

按第 95 百分位数计算：$CR = ADD \times SF = 1.8 \times 10^{-5} \times 1.5 = 2.7 \times 10^{-5}$

（2）慢性非致癌风险使用 HQ 表示。

经口摄入途径的 HQ 计算公式为：$HQ = ADD/RfD$

按中位数计算：$HQ = ADD/RfD =（6 \times 10^{-6}）/（3.0 \times 10^{-4}）= 0.02$

按第 95 百分位数计算：$HQ = ADD/RfD =（1.8 \times 10^{-5}）/（3.0 \times 10^{-4}）= 0.06$

11. 除 US EPA 风险判定标准外，国际上还有哪些风险判定标准，指标分别是什么？

除了目前常用的 US EPA 风险判定标准以外，国际辐射防护委员会推荐的最大可接受风险水平为 5×10^{-5}/y，瑞典环境保护局、荷兰建设和环境保护部以及英国皇家协会推荐的最大可接受风险水平均为 1×10^{-6}/y；荷兰建设和环境保护部以及英国皇家协会还提出了可忽略的风险水平，分别为 1×10^{-8}/y 和 1×10^{-7}/y。

12. 风险评估的不确定性来源主要有哪些？

风险评估的不确定性来源有以下方面：①毒性信息不确定性，即使用不同人群、不同物种间毒性信息外推等带来的不确定性；②暴露环境的不确定性，即评估对象环境改变对暴露量的影响，如所处环境改变可能带来的暴露途径和暴露浓度变化；③统计模型本身的局限性；④参数不确定性，即在评估过程中纳入参数的不确定性。

第七章
基于土壤污染物资料的人群健康风险评估

学习目的

1. 了解土壤健康风险相关知识。
2. 掌握土壤风险评估实施步骤。
3. 掌握土壤多途径接触的健康风险评估方法。

一、案例背景

土壤是农业之根本，是人类食物与生态环境安全的最重要保障。同时，土壤也是地球上各种人为和自然污染物的汇集处，是环境中大部分污染物的储存库，这对农业可持续发展提出了挑战。重金属污染物是土壤中最重要的污染物之一。

我国土壤重金属（包括镉、汞、铅、铬、铜等）危害较严重，其中镉（Cd）尤为受关注。这些重金属不易降解，在土壤中可存在数十年。土壤重金属危害，可造成该区域农产品重金属含量超标，直接危害人体健康。

对大多数人来说，食物链是镉进入人体的主要途径，而食物链中的镉主要来自土壤。当各种因素使土壤中的镉浓度增加时，食物链中的镉就会随之累积并放大，对人体健康产生危害。因此，联合国环境规划署提出的具有全球意义的12种危险化学物中，镉居首位；美国农业委员会也把镉列为当前最重要的农业环境污染物之一。

为此，A市疾控中心对该市成人暴露于土壤中镉的健康风险进行了评估。

二、危害识别

化学物质环境健康风险评估中的危害识别是确定环境介质中化学物质暴露引起人群健康危害的过程。镉是人体非必需的微量元素，具有较强的致癌、致畸及致突变作用，国际癌症研究机构（IARC）认为，镉属于第一类人类致癌物，可引起肺、前列腺和睾丸等器官的肿瘤。镉在人体内的半衰期长达 20~30 年，因此长期接触低浓度的镉也可以对人体造成严重危害。

镉经消化道摄入引起的急性中毒症状与一般食物中毒相似，主要表现为恶心、呕吐、腹泻、腹痛等，可导致全身疲乏、肌肉酸痛和虚脱。长期慢性摄入镉可引起免疫系统、肾脏、骨骼系统、神经系统、心血管系统、生殖系统的疾病；即使摄入低剂量镉也可引起肾功能损伤、骨矿密度降低、钙排泄增加及生殖毒性。20世纪60年代发生在日本神通川流域的"痛痛病"就是当地居民食用含镉米造成的。

三、剂量 - 反应评估

剂量 - 反应评估是定量评估化学物质暴露与健康效应之间的关系。土壤重金属主要通过经口摄入、皮肤接触和呼吸接触3种途径进入人体。评估人员通过危害识别过程确认镉存在致癌效应和慢性非致癌效应，并检索获得其剂量 - 反应关系参数（表7-1）。

表 7-1　镉的剂量 - 反应关系参数 [*]/（mg·kg^{-1}·d^{-1}）

暴露途径	非致癌参考剂量（RfD）	致癌斜率因子（SF）
经口摄入	1.0×10^{-3}	0.38
皮肤接触	1.0×10^{-3}	6.1
呼吸接触	1.0×10^{-3}	0.38

[*]：数据来源于王兰化，李明明，张莺，等.华北地区某蔬菜基地土壤重金属污染特征及健康风险评价.地球学报，2014，35（2）：191-196.

四、暴露评估

暴露评估是测量或估计接触环境介质中化学物质的浓度水平、频率、持续时间、暴露人群及人群特征。

（一）暴露浓度

暴露评估过程中，评估人员选择A市中B区、C区、D县具有代表性的农用地土壤，共采样31份。土壤采自耕层5～20cm深，每份样品采用梅花布点法，然后用四分法减至100g左右，风干保存。称取0.25g样品于消解管中，加硝酸、盐酸、氢氟酸各2mL，合盖后以120℃加热回流1h，定容至50mL，用有机进样系统进样，铑（Rh）和铼（Re）做内标，用电感耦合等离子体质谱（inductively coupled plasma-mass spectrometry，ICP-MS）进行测定。结果见表7-2。

表7-2 A市土壤中镉的浓度

编号	地区	镉浓度 /(mg·kg⁻¹)			土壤pH
		测量值	风险筛选值*	风险管制值*	
1	B区	0.56			
2	B区	0.21			
3	B区	0.16			
4	B区	1.89			
5	B区	0.33	水田:0.6	3.0	6.5 ~ 7.5
6	B区	0.29	其他:0.3		
7	B区	0.14			
8	B区	0.58			
9	B区	0.78			
10	B区	0.24			
11	B区	0.18			
12	C区	0.26			
13	C区	0.13			
14	C区	0.13			
15	C区	0.18			
16	C区	0.17	水田:0.3	1.5	≤ 5.5
17	C区	0.29	其他:0.3		
18	C区	0.20			
19	C区	0.34			
20	C区	0.32			
21	C区	0.35			
22	D县	0.17			
23	D县	0.18			
24	D县	0.16			
25	D县	0.16			
26	D县	0.24	水田:0.4	2.0	5.5 ~ 6.5
27	D县	0.25	其他:0.3		
28	D县	0.17			
29	D县	0.34			
30	D县	0.16			
31	D县	0.38			

*：数据来源于《农用地土壤污染风险管控标准（试行）》（GB15618—2018）。

检测发现，A 市土壤中镉的浓度分布范围是 0.13 ~ 1.89mg/kg，均未超过风险管制值，但有 32.2%（10/31）的样品超过风险筛选值，其中 B 区、C 区、D 县分别有 5、3、2 份样品；全市样品土壤镉的平均浓度为 0.32mg/kg，B 区、C 区、D 县的平均浓度分别为 0.49mg/kg、0.24mg/kg、0.22mg/kg，见表 7-3。

表 7-3　A 市土壤中镉的平均浓度及超标情况

地区	样品数 / 份	平均浓度 / （mg·kg^{-1}）	超其他土壤风险筛选 值样品数 / 份	超水田土壤风险筛选 值样品数 / 份
B 区	11	0.49	5	2
C 区	10	0.24	3	3
D 县	10	0.22	2	0
总计	31	0.32	10	5

（二）暴露参数

评估人员通过查阅文献获得土壤中化学物质经口摄入、皮肤接触和呼吸接触途径的暴露参数（表 7-4）。

表 7-4　土壤中化学物质经口摄入、皮肤接触和呼吸接触途径的暴露参数 *

参数	单位	数值	备注
摄入率（IR）	mg·d^{-1}	100	经口摄入途径用
皮肤接触（SA）	cm^2	1150	皮肤接触途径用
土壤对皮肤的吸附系数（AF）	mg·cm^{-2}·d^{-1}	0.2	
皮肤吸附系数（ABS）	无量纲	0.01	
暴露频率（EF）	d·y^{-1}	365	3 种途径共用
暴露周期（ED）	y	30（慢性非致癌效应） 70（致癌效应）	
体重（BW）	kg	60	
平均时间（AT）	d	365×30（慢性非致癌效应） 365×70（致癌效应）	
每日空气呼吸量（DAIR）	m^3·d^{-1}	15	呼吸接触途径用
吸入土壤在体内滞留比例（PIAF）	无量纲	0.75	
空气中来自土壤颗粒物比例（FSPO）	无量纲	0.5	
空气中可吸入颗粒物含量 PM$_{10}$	mg·m^{-3}	0.3	

* : 数据来源于 [1] 环境保护部 . 中国人群暴露参数手册（成人卷）. 北京：中国环境出版社，2013.

[2] 王兰化，李明明，张莺，等 . 华北地区某蔬菜基地土壤重金属污染特征及健康风险评价 . 地球学报，2014，35（2）：191-196.

（三）暴露量

A 市土壤中镉经口摄入、皮肤接触和呼吸接触途径的日均暴露量测算结果见表 7-5。

表 7-5　A 市土壤中镉的日均暴露量 / ($mg \cdot kg^{-1} \cdot d^{-1}$)

地区	经口摄入	皮肤接触	呼吸接触
B 区	8.17×10^{-7}	1.88×10^{-8}	1.38×10^{-8}
C 区	4.00×10^{-7}	9.20×10^{-9}	6.75×10^{-9}
D 县	3.67×10^{-7}	8.43×10^{-9}	6.19×10^{-9}
总计	5.33×10^{-7}	1.23×10^{-8}	9.00×10^{-9}

五、风险特征

风险特征描述的目的是综合危害识别、剂量 - 反应评估、暴露评估的结果，定性、定量描述健康风险。根据人群镉的日均暴露量和剂量 - 反应关系参数，可以评估 A 市居民长期暴露于镉的致癌风险和慢性非致癌风险，计算结果见表 7-6 和表 7-7。

表 7-6　A 市土壤中镉的终身致癌风险

地区	经口摄入	皮肤接触	呼吸接触
B 区	3.10×10^{-7}	7.14×10^{-9}	5.24×10^{-9}
C 区	1.52×10^{-7}	3.50×10^{-9}	2.57×10^{-9}
D 县	1.39×10^{-7}	3.20×10^{-9}	2.35×10^{-9}
总计	2.03×10^{-7}	4.66×10^{-9}	3.42×10^{-9}

表 7-7　A 市土壤中镉的慢性非致癌风险

地区	经口摄入	皮肤接触	呼吸接触
B 区	8.17×10^{-4}	1.88×10^{-5}	1.38×10^{-5}
C 区	4.00×10^{-4}	9.20×10^{-6}	6.75×10^{-6}
D 县	3.67×10^{-4}	8.43×10^{-6}	6.19×10^{-6}
总计	5.33×10^{-4}	1.23×10^{-5}	9.00×10^{-6}

根据 US EPA 推荐的风险判定标准：如果污染物的终身致癌风险 < 1.0×10^{-6}，认为致癌风险较低；如果终身致癌风险介于 $1.0 \times 10^{-6} \sim 1.0 \times 10^{-4}$，认为具有一定的致癌风险，宜引起关注；如果终身致癌风险 > 1.0×10^{-4}，则认为致癌风险较高，宜重点关注。如果非致癌风险 < 1，认为非致癌风险较低；如果非致癌风险 > 1，则认为非致癌风险较高，宜引起关注。

因此，评估人员认为该市土壤中镉的致癌风险和非致癌风险均较低。

六、不确定性分析

评估结果的不确定性主要包括以下方面：

1. 镉的危害特征 在进行镉的危害特征评估时参考了其致癌性特征，但是 IARC 将镉列入 G1 致癌物时，接触途径为吸入，其他途径是否致癌，具有一定的不确定性。

2. 剂量 - 反应关系参数外推的合理性 评估时使用的剂量 - 反应关系参数都来自国外人群研究或动物实验性研究，外推到本地居民时存在一定的不确定性。

3. 暴露参数的变化 不同文献来源的暴露参数不一致；各地人群暴露环境、生活方式以及行为模式不同，暴露参数会发生变化，造成不确定性。

4. 测量的不确定性 在采样和检测过程中，由于采样环境、前处理过程、实验方法和仪器的问题，可能会产生实验误差。

思考题及参考答案

1. 土壤污染对人类有哪些影响？

（1）对人类健康的影响：包括重金属污染、生物性污染、农药污染等。其中重金属污染会长期存在，除了通过农作物对人类产生严重影响外，还可通过皮肤接触及转移到水体中、动物体内和空气中影响人类健康。

（2）对人类环境的影响：土壤污染可以影响植被，进而影响动物，造成生态破坏。污染后若不及时进行修复或不断加重，可以持续影响生物圈。

2. 我国《土壤环境质量农用地土壤污染风险管控标准（试行）》（GB15618—2018）中的农用地土壤污染风险筛选值和管制值定义分别是什么？镉的农用地土壤污染风险筛选值和管制值分别是多少？

农用地土壤污染风险筛选值指农用地土壤污染物含量等于或低于该值的，对农产品质量安全、农作物生长或土壤生态环境的风险低，一般情况下可以忽略；超过该值的，对农产品质量安全、农作物生长或土壤生态环境可能存在风险，应当加强土壤环境监测和农产品协同监测，原则上应当采取安全利用措施。

农用地土壤污染风险管制值指农用地土壤中污染物含量超过该值的，食用农产品不符合质量安全标准等农用地土壤污染风险高，原则上应当采取严格管控措施。

镉的农用地土壤污染风险筛选值和管制值与 pH 有关，具体见表 7-8。

表 7-8　镉的农用地土壤污染风险筛选值和管制值（mg·kg⁻¹）

pH	风险筛选值		风险管制值
	水田	其他	
pH ≤ 5.5	0.3	0.3	1.5
5.5 < pH ≤ 6.5	0.4	0.3	2.0
6.5 < pH ≤ 7.5	0.6	0.3	3.0
pH > 7.5	0.8	0.6	4.0

3. 简述土壤镉污染对全球和我国的挑战。

1984 年，联合国环境规划署提出的具有全球意义的 12 种危险化学物中，镉居首位；美国农业委员会也把镉列为当前最重要的农业环境污染物。过去 60 年中全球排放到环境中的镉超过 20 000t，各地不断发生镉污染事件，其中最著名的是 20 世纪 60 年代在日本富山县神通川流域出现的"痛痛病"事件。

据 2014 年《全国土壤污染状况调查公报》显示，我国部分地区土壤污染较重。镉污染物点位超标率达到 7.0%，呈现从西北到东南、从东北到西南方向逐渐升高的态势。有研究显示，我国部分地区土壤受镉污染的程度已较为严重，造成水稻、蔬菜等农产品质量下降，产量降低，镉含量超标，严重威胁到当地居民的身心健康，影响农业的可持续发展。

4. 为何土壤镉污染可以造成人体严重危害？

镉是人体非必需的微量元素，具有较强的致癌、致畸及致突变作用。国际癌症研究机构（IARC）认为，镉属于第一类人类致癌物，可引起肺、前列腺和睾丸等器官的肿瘤。镉在人体内的半衰期长达 20～30 年，因此长期接触低浓度镉可以对于人体造成严重危害。土壤镉具有半衰期长、高转移、高毒性、难降解、易富集等特点，可对人类产生严重且持续的影响。

5. 镉可以对人体造成哪些系统或器官的危害？

镉经消化道摄入引起的急性中毒症状与一般食物中毒相似，主要表现为恶心、呕吐、腹泻、腹痛等消化道危害，可导致全身疲乏、肌肉酸痛和虚脱；长期慢性摄入可引起免疫系统、肾脏、骨骼系统、神经系统、心血管系统、生殖系统的疾病；即使摄入低剂量镉也可引起肾功能损伤、骨矿密度降低、钙排泄增加及生殖毒性。

6. 土壤重金属监测设点原则和监测要点是什么？

根据 HJ/T 166—2004《土壤环境监测技术规范》和 NY/T 395—2012《农田土壤环境质量监测技术规范》，土壤重金属监测设点应遵循"随机"和"等量"原则。监测要点包括采样准备、确定布点与样品数容量、样品采集、样品流转、样品制备、样品保存、分析测定、分析记录与监测报告、土壤环境质量评价、质量保证和质量控制。

7. 如何计算土壤镉的单因素污染指数？若采样土地为其他土地，分别计算 B 区、C 区、D 县的单因素平均污染指数。

单因素污染指数（P）＝土壤中污染物的实测浓度（C）/污染物的评价标准（S）

因此，先要确定评价标准选用哪个指标，一般选用农用地土壤污染风险筛选值。根据公式计算，B 区、C 区、D 县的单因素平均污染指数分别为 1.63、0.80、0.73。

8. 请判断经口摄入、皮肤接触、呼吸接触 3 种途径的镉摄入总健康风险的大小。

由于皮肤接触、呼吸接触的健康风险均远小于经口摄入，分别为经口摄入的 2.3% 和 1.7%，可忽略不计，故经口摄入、皮肤接触、呼吸接触 3 种途径的总和健康风险约为经口摄入的健康风险。